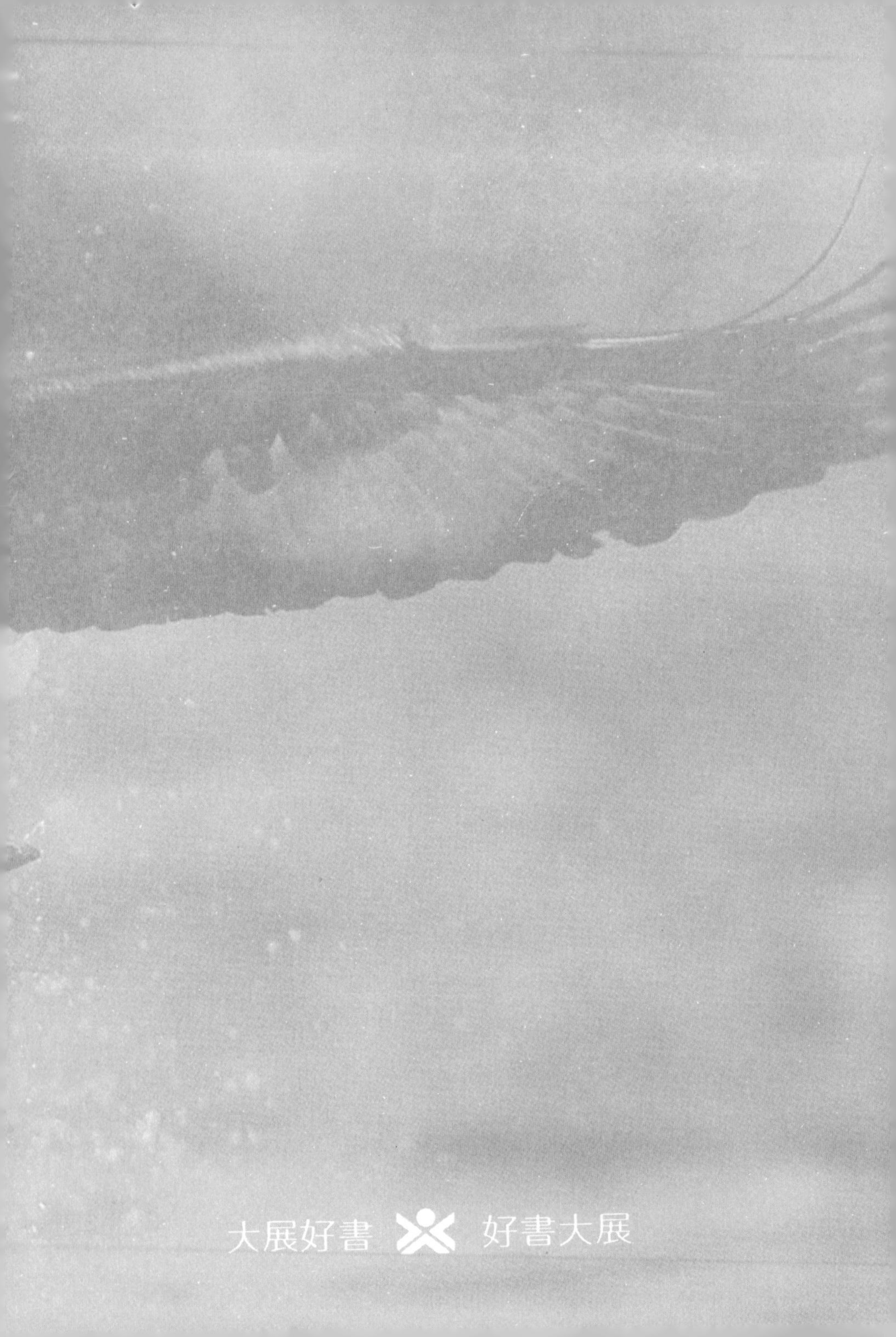
大展好書 好書大展

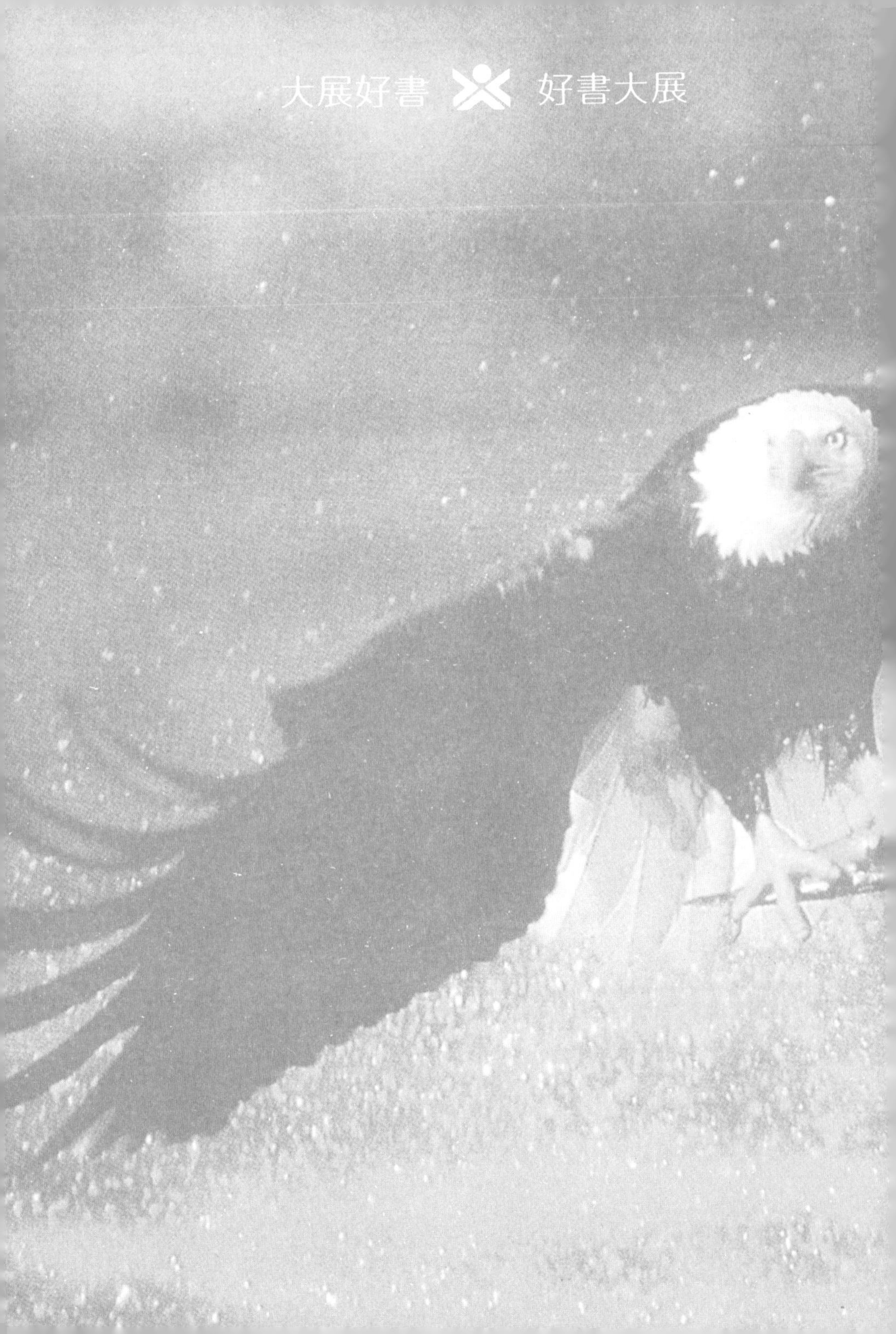
大展好書 好書大展

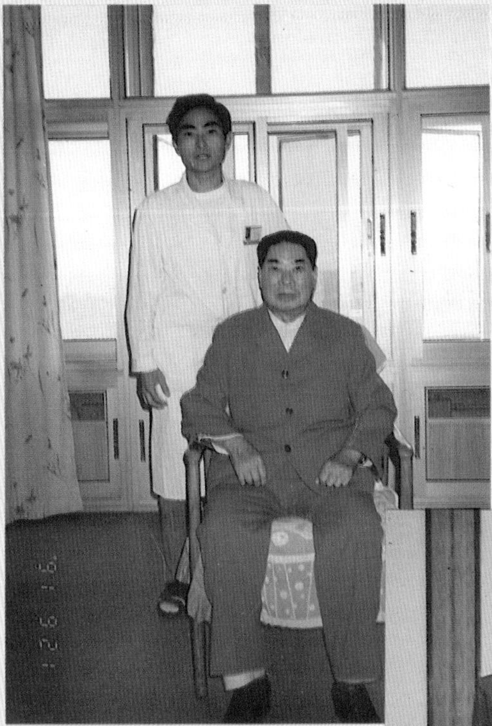

↑黃醫師在給原解放軍參謀長楊得志治療後留影

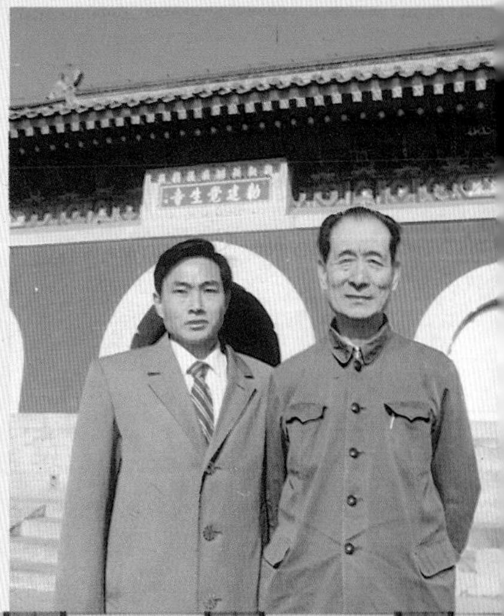

→黃醫師與中國氣功科學研究會理事長張震寰在一起

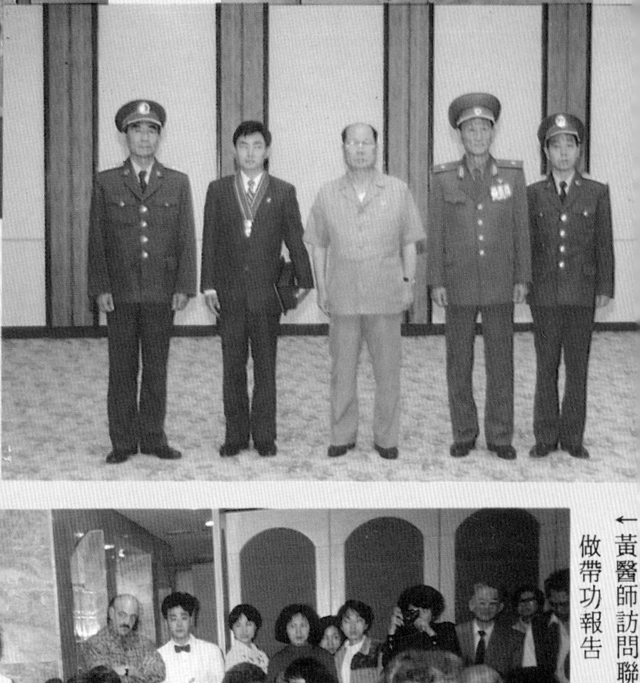

→黃醫師在北韓接受金日成親簽勛章後與有關領導人合影

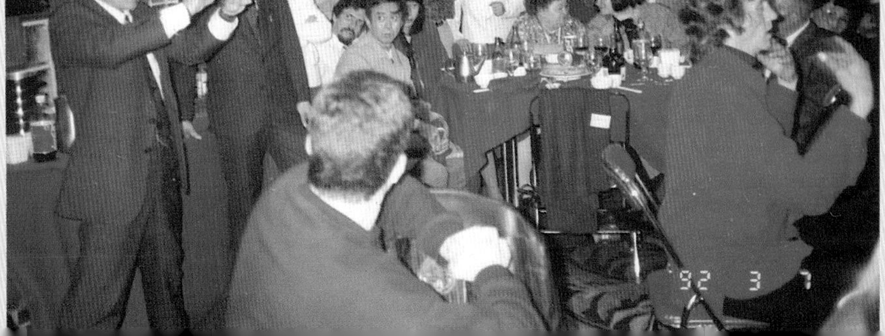

←黃醫師訪問聯合國總部時做帶功報告

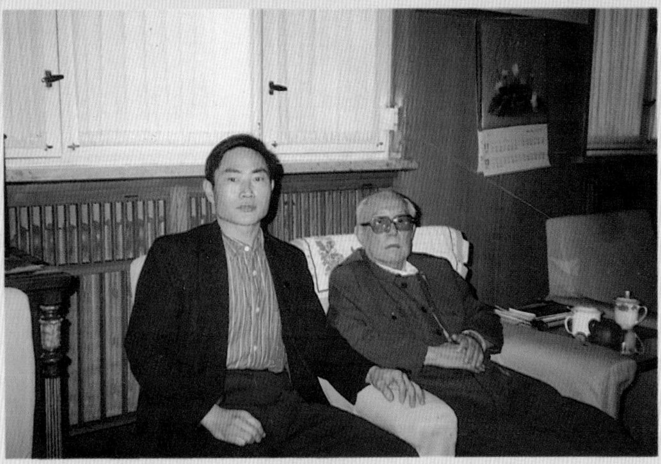

→黃醫師在給原「全國政協主席」李光念治療後留影

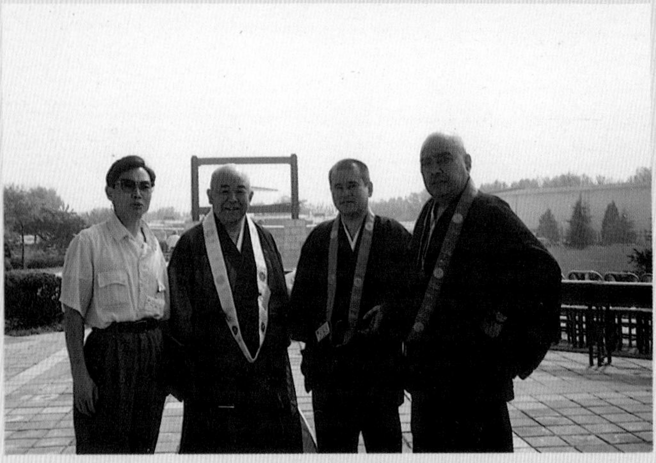

←作者與日本日中氣功學會會長三浦道明先生等留影

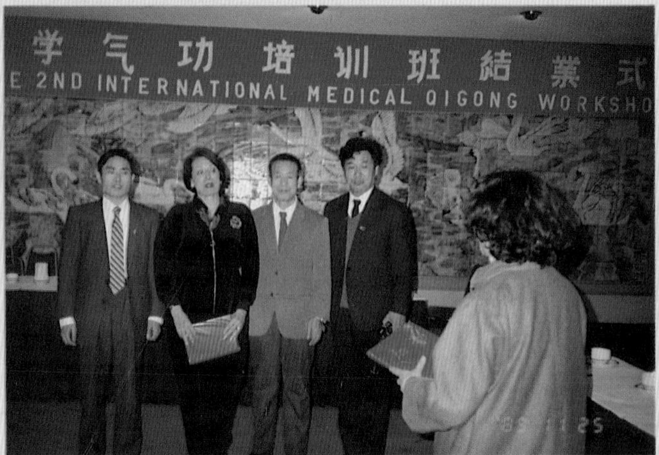

→作者與國際氣功培訓班

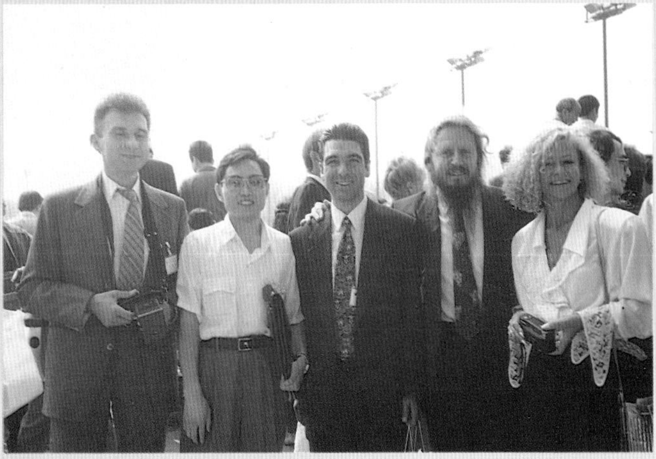

←作者在同西歐氣功學會的學員教功後留影

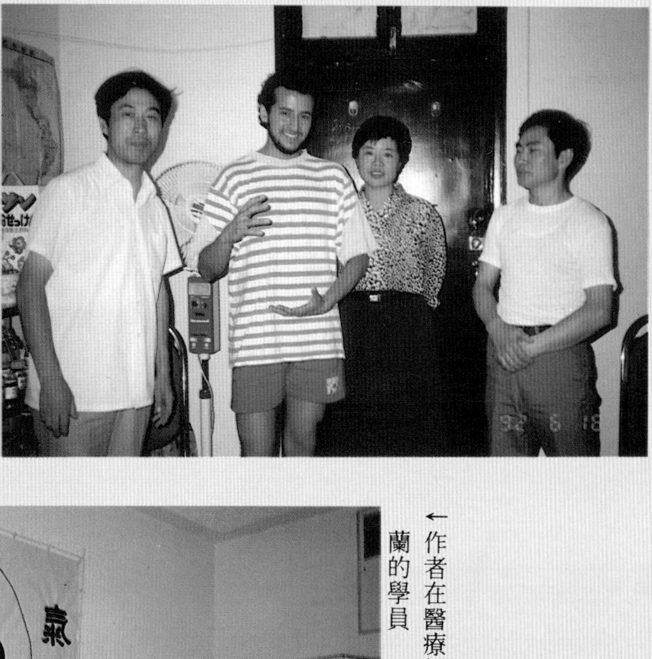

→作者同巴西、日本的學生教功

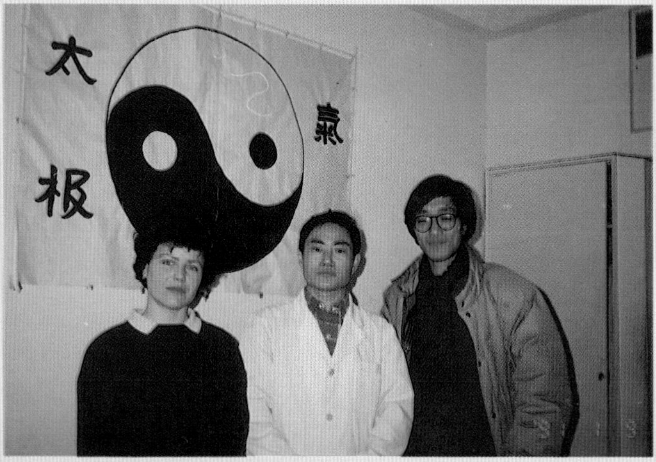

←作者在醫療氣功室接待荷蘭的學員

→作者在給瑞典學生發外氣導引

↓作者在給波蘭學生發外氣導引

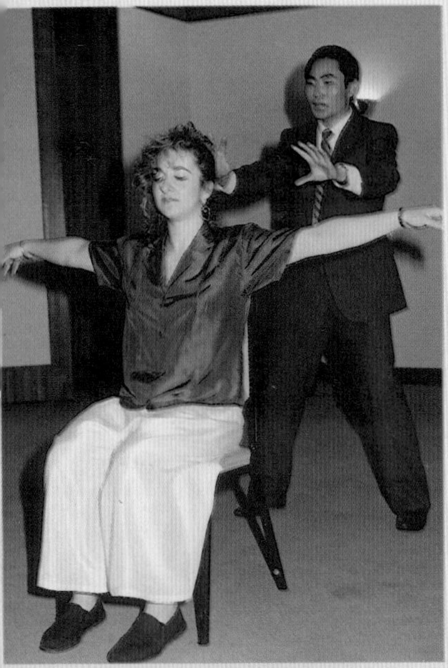

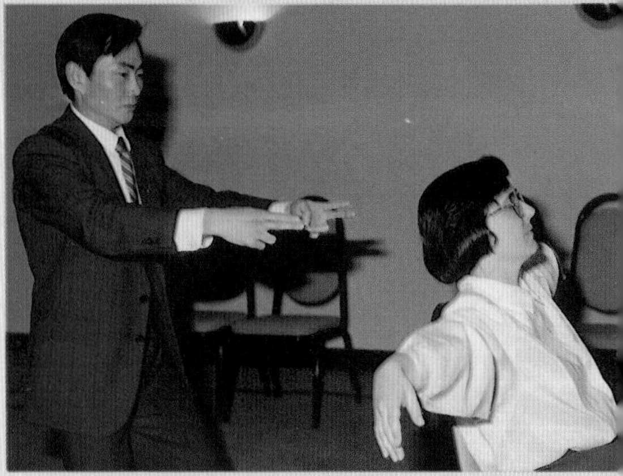

→黃醫師在國際醫學氣功培訓班授課

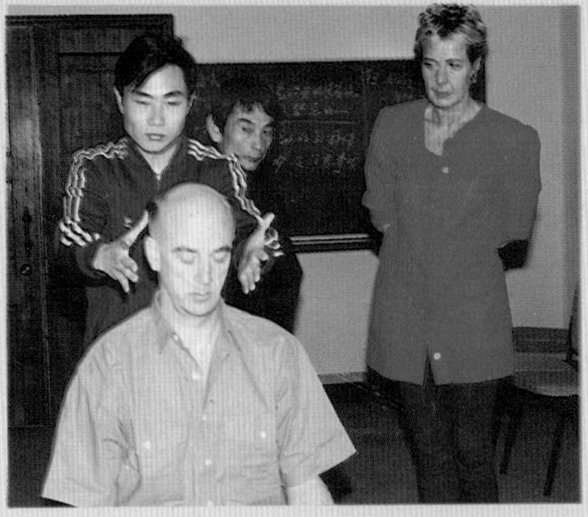

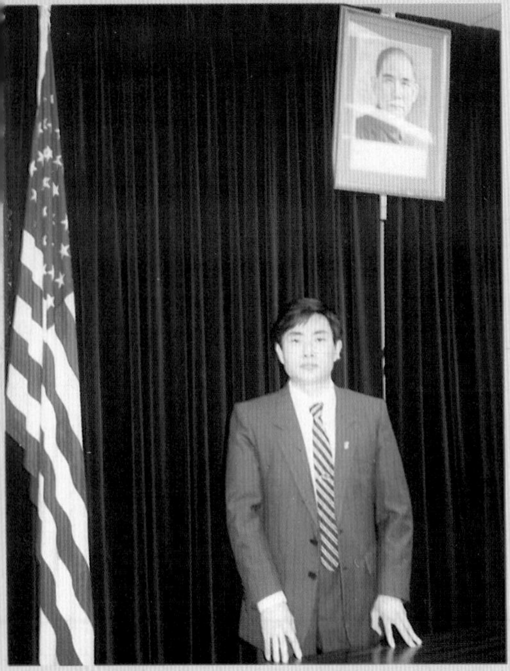

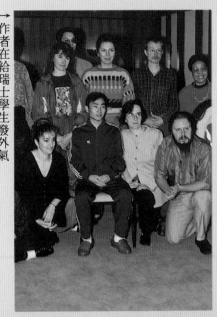

↑在美國紐約講學時，於紐約華僑文化中心台灣會館帶功報告

→作者在給瑞士學生發外氣導引後留影

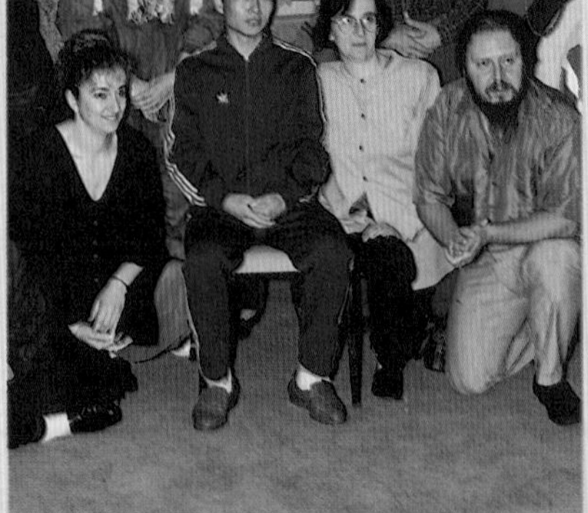

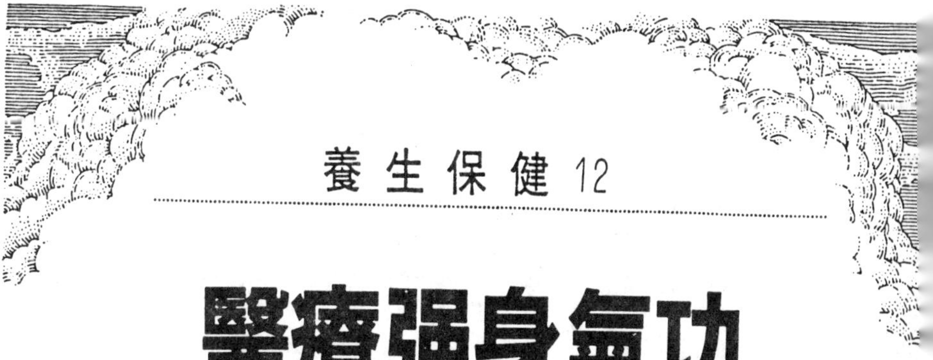

養生保健 12

醫療強身氣功

黃孝寬／編著

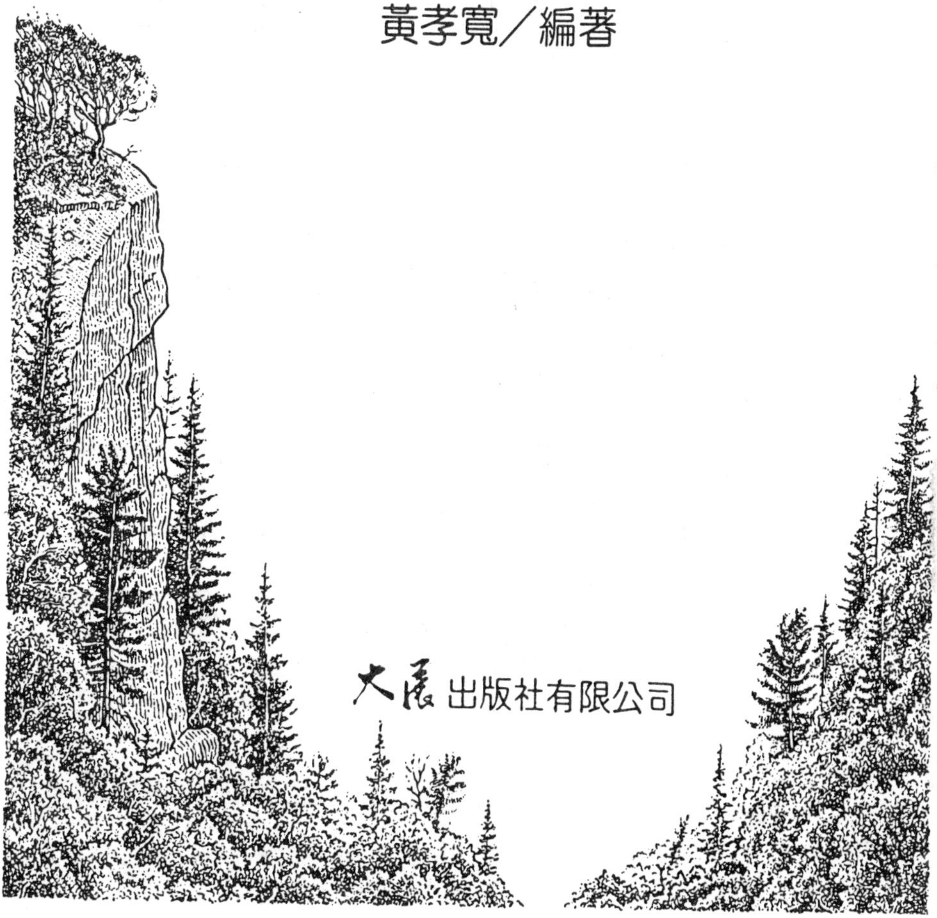

大展出版社有限公司

內容提要

《醫療強身氣功》以氣功強身治病為主，其內容著重於氣功治病與氣功保健。淺顯易懂的論述了氣功強身治病的中醫理論，及練功入門，應注意的事項和一些普及性的功法。

全書共分十一章，介紹了鬆靜功、強身功、養生功、吐納運氣、外氣發放等功法。

本書是解放軍總院氣功主治醫師，中華氣功進修學院教授、副院長，日本日中氣功學會高級技術顧問，美國國際針灸醫學院中醫氣功教授，世界醫學氣功學會醫療氣功專家，中國醫學氣功學會理事——黃孝寬先生，繼《醫療養生氣功》、《醫療防癌氣功》、《醫療點穴氣功》的另一力作，是他多年臨床實踐的心血結晶，對病史採集、臨床診治方法、按摩療法、發放外氣治病的機理和方法、練功出偏的防治等提出了獨到的見解，內容通俗易懂，適用於醫務人員和廣大氣功愛好者閱讀。

黄孝宽教授：

祝你气功治病，

为造福人类。

王首道　一九八八年

易纪均　十一月廿二日

前言

氣功是中國醫學中的瑰寶，在我國至少有三千年以上的歷史，是具有民族特色的一種醫療保健方法。它對防病治病、保健強身、抵抗早衰和延年益壽都有著積極的作用。

本書是向氣功愛好者、衆多患者、醫務工作者和各界介紹中華氣功臨床治病健身的專著，介紹強身健體延年益壽和防治疾病的保健方法，包括養生、導引、吐納、椿功、外氣等功法。對慢性病、疑難病的防治，該功法具有獨特的效果。

本書共分十一章。第一章著重介紹臨床氣功的概論，包括氣功臨床意義、類別、應用進展、中醫理論基礎和現代科學基礎等。第二章介紹氣功治療作用機理。第三章介紹氣功鍛鍊的基本要求與原則。第四章重點介紹氣功功理、功法，包括常用的鬆靜功、強身功、養身功、新編的減肥健美功、增視運目功、氣功八段錦、吐納健身功、發放外氣功的練功方法及自我心身鍛鍊方法等。第五章著重介紹適宜各種年齡人進行全身鍛鍊的保健功。第六章介紹氣功臨床診斷方法、診斷的基本知識、病史的採集、意義及內容等。第七章介紹氣功按摩療法、特點和作用、常用手法、適應症和禁忌症等。第八章重點介紹外氣功功理功法、治病作用機理、練功方法、如何發功治病、適應症、禁忌症、自我保護及注意事項等。第九章著重介紹氣功療法的臨床實踐及其治病種類等。第十章介紹了氣功的臨床應用及與康復醫學的關係。第十一章重點介紹練氣功中出偏的原因、機理、臨床表現、治療和預防措施等。

上述各種方法，可供廣大臨床醫務工作者、體育科研單位科研人員、患者和健康者用以防病、健身、治療時學習參考。

本書大部分內容曾在北京、瀋陽、江西等有關學習班上講述過，部分內容作為中華氣功進修學院教材錄用，頗受廣大氣功愛好者和醫務工作者的歡迎，現滙集成冊，以饗讀者。

目錄

第五章　保健功（全身運動保健方法）

第六章　氣功臨床診病方法

第九章　氣功療法的臨床實踐

第一章

氣功療法概論

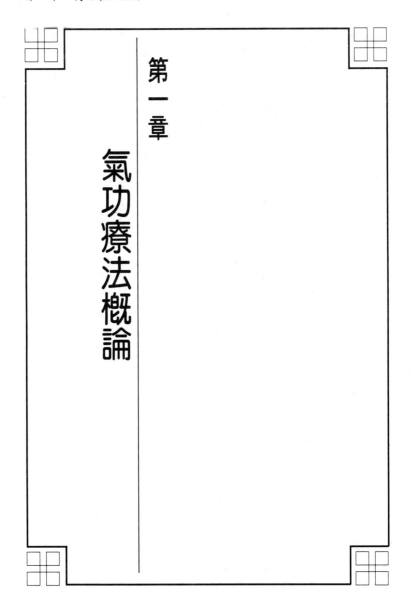

第一節 氣功治療的臨床意義

氣功療法是我國醫學遺產中具有民族特色的一種醫療保健方法。它是中華民族醫學寶庫中一顆瑰麗的明珠，不但歷史悠久，而且有良好的防治效果。氣功療法是以「靜」與「動」的運動方法作為醫療保健手段。它在鍛鍊方法上的主要特點，是強調把人的神、形、氣（神——精神；形——形體；氣——氣息）能動地結合起來進行鍛鍊，以達到防病治病、保健強身、抵抗衰老和延年益壽的功用。所以，人類古代就把氣功療法稱為「祛病延年」之道。

氣功療法的歷史悠久。歷代的道、佛、儒、醫、武術與民間等流派，在練功方法上都有自己的特點。從練內功要訣上講，⑴道家要求「修心練性」；⑵佛家要求「明心見性」；⑶儒家要求「存心養性」，即為：修神、魂、志、靈、靜、定；這就是所謂的「性功」。命功即為：修氣、血、精、筋、骨、皮。古人稱之靜動有次、有度、自然、靈活等，又強調「修性顧命，性命雙修」。同時，練功時還強調「竅」（指丹田）「妙」（指百會）上的力量。道家練功統稱為「修道」，又稱「玄功」、「坐功」、「道功」、「煉丹」等。

道家的第一部氣功專著——老子《道德經》中的「道可道，非常道。名可名，非常名。無名天地之始，有名萬物之母。故稱常無慾以觀其妙，常有慾以觀其『竅』。」以及「綿綿若存，用之不勤（窮）」等，都是指氣功的調心（思想意識）。古代氣功，由於歷史條件的限制，有些內容帶迷信色彩。但是，從氣功療法本身來看，很多功法是對治病健身有益的。這部分內容經認真地科學整理，並加以改進提高，可對治病健身發揮很好的作用。

據我們實踐體會，「閉目靜坐」即是古代養生功法中坐式練功法的一種佳法。除此之外，還有多種形式的坐式、站式、行式和臥式練功方法。在臨床上選擇功法，可選練「靜功」，也可選練「動功」（靜而後動）。練功時，有重點練內功的，也有重點練外功的；有以防治疾病為主的，也有以保健強身、延年益壽為主的。

開展氣功治療的臨床實踐中，既要棄其糟粕，也要取其精華。對氣功學術上有爭論的問題，應該本著百家爭鳴、百花齊放的原則，以唯物辨證的觀點和現代科學方法，將古代遺留下來的某些有效的練功方法，加以去粗取精、去偽存真、認真整理、普及推廣、不斷加以改進和提高。讓它為人民保健強身服務，為四個現代化服務。

我們認為，從醫療保健的角度看，氣功包含著運動療法，特別是保健強身運動的內容。據很多學者共同探討及我們的實踐體會，氣功是防病治病、維持人體生命活動的一種好方法。氣功的「氣」具有非常豐富的內涵，一般指中國醫學中所說的「真氣」、「元氣」。有作者認為「氣」是人體生命活動的一種「動力」。氣功是一種整體性的修煉方法，是「主動性的自我調整過程」。它對人體起著「自我修復」、「自我調整」和自我控制的作用。因此，它起著防治疾病、保健強身、延緩衰老和延年益壽的有益作用。

一、防治疾病

氣功通過特定的鍛鍊方法，增強人體體質和人體抗病能力，達到防治疾病的效能。氣功對人體體內各系統的影響是整體性的。例如，某些經常患感冒的人，如能堅持氣功鍛鍊，那種抵抗力差、易感冒的狀況就可得到有效的改變。

氣功臨床治療，必須辨證施治、辨證施練。雖然它也有著重於某一局部進行鍛鍊的方法，但主要還是通過全身狀況的調整而使病變的局部趨於好轉或痊癒。氣功臨床治療作用，除了對「功能性」障礙的疾病有治療作用外，對某些「器質性」疾病，也有治療作用（如潰瘍病等）。

辨證施功得當還可以提高治療效果，縮短療程，加速機體的康復。氣功對鞏固某些較容易復發的慢性病的遠期療效很值得特別重視。趙立明在氣功治療潰瘍病一二七八例綜合報告（氣功《集錦》㈢第二五五～二六三頁）中對一二七八例作了療效分析，有效率達九八・三%，消失達八二%，治癒率七七・四%。不過，有人認為氣功萬能、包治百病，這也是不切實際的。各種療法都有它的侷限性，任何一種療法都不可能完全代替其它療法。總之，氣功療法有自己臨床特點、作用和意義，應在臨床實踐中加以應用和推廣。

二、保健強身

氣功在臨床應用上是一種很有效的保健療法。它對增強體質和保健強身起著重要的作用。據很多學者的觀察，凡是經過氣功鍛鍊並達到一定練功程度的人，其神經系統、消化系統、心血管系統、運動系統的功能改善，並增進食慾，改善睡眠，消除疲勞，增強體力和腦力。因此，它對提高人體的工作效率和耐力都起著很有效的作用。但是，只有長期堅持鍛鍊，正確掌握練功方法及要領，才可能對保健強身發揮很好的作用。要使氣功起到更好的健身作用，必須注意配合其他的養生措施，如飲食起居、工作學習、身心鍛鍊和勞逸結合等方面合理安排。

中醫經典著作《黃帝內經》指出：「法於陰陽（適應氣候環境變化），和於術數（適當掌握幾種強身鍛鍊的方法），飲食有節（講究飲食科學），起居有常（規律地生活），不妄作勞（勞逸適度，節制性生活），以怡愉為務（開朗樂觀），治未病（注意預防）」。若按此養生原則進行鍛鍊，將有益於保健強身。

三、延緩衰老

氣功對延緩衰老、延年益壽有著重要作用。古人把氣功療法當作有病治病，無病健身，既能防病治病，又可以延年益壽。氣功對延緩衰老的主要作用在於氣功對大腦皮層起主動內抑制的影響，從而使大腦皮層得到良好的休息、大腦細胞壽命得到延長。由於大腦皮層組織的衰老得到延緩，其調節全身各系統和器官的功能也大大改善，結果使整個機體的衰老過程得到延緩。

近年來，在老年臨床醫學中有很多這方面的報告，我們在臨床實踐中也觀察到這種作用。例如，有些練功的老人，他們雖然年過八、九十歲，但他們的血壓多不增高，視力和聽力也都不減退，語音宏亮，走路穩健，能耐風寒暑熱，平時睡眠深熟，精神飽滿，很少生病。我們在對比中觀察到，練氣功的中老年人機體的衰老過程，比一般不練功的中老年人要慢很多。這對研究老年學與老年醫學如何延緩衰老有著很重要的意義。

第二節　氣功療法的分類

我國氣功門派林立，衆家各異，氣功分類方法故也繁多，主要根據氣功的源流、練功的方法、形式、內容、目的等劃分。

一、以氣功源流分類

㈠醫家功：

與中醫理論緊密相關，對人體內之經絡、臟腑、氣化反應觀察較為細膩。其目的在於延年祛病，探索人體生命奧秘，是中醫學的基礎與精華。周天功中的經脈通周即屬此類。

㈡道家功：

與中醫理論相關，主張「修心練性」。其目的在於「保性全真，長生久視」，還提倡「還丹內歛」，以探求人體生命奧秘及與大自然的緊密相連。周天功中的丹道周天即屬此類。

㈢儒家功：

著重於心性的陶冶、鍛鍊，提倡以「存心養性」為主，並在日常生活中砥礪意志，正心誠意，養浩然之氣，以求「豁然貫通」。

㈣佛家功：

著重於以虛天為宗旨，主張明心見性，目的在於「斷惑證真」、「妙契佛性」。在探討生命奧秘方面不如醫、道兩家透徹。「六妙明門、止觀」等均屬此類。

二、以氣功的性命分類

㈠性功：

性——指心性，神意運動，壇經中有「心為地、性為王，王居心地上」之說。古代養生家認為：性功指修練神、魂、志、靈、靜、定。性功強調從練神入手，集中意志的鍛鍊。首先從練上丹田開始或不過分強調意守，順其自然。此法多用於健腦、醒目、放鬆及消除疲勞。

㈡命功：

命指腎精以及身軀有形之物。古代養生家又認為：命功指修練氣、血、精、筋、骨、皮等。命功強調從練精入手，開始多守下丹田（如周天功或內丹功），必經聚津生精、練精化氣、練氣化神等過程。此外有強健身體之效。

㈢性命雙修功：

指練功時的高級階段。有先修性功，後修命功而完成性命雙修者；有先修命功，後修性功以完成性命雙修者，有先練神慧以修性，後練元精以修命，達到性命雙修之功者。用現代科學觀點分析，性與命是人體生命活動的兩個互相聯繫、相互依存的方面，二者不能截然分開，只是各家練功方法有所不同罷了。

三、以練功形體分類

按練功體態分臥、坐、站、行四種基本傳統練功方法。

㈠臥功：

練功時呈臥式，有仰臥、側臥之分。此法啟動體內真氣、緩慢，適於年老，體弱或行動不便者。氣機發動後，可使周身如通暖流，全身輕鬆，消除病痛及疲勞。臥功只作為睡前、醒後的基礎練功方法。

㈡**坐功：**

練功時呈坐式，有垂腿坐（坐在椅、凳上）、盤膝坐（盤膝坐又分自然盤膝——散盤、單盤——足抵上命陰部，一足置於另一大腿根部、雙盤——雙足分別壓於兩腿上，俗稱「五心朝天坐」）和跪坐（兩腿跪下，臀部坐在小腿與足上，還可將臀部坐下後仰）幾種練功方法。

此法是練周天搬運法、氣功鍛鍊的重要步驟之一，其目的在於發動人體內真氣而不外散、打通經絡乃至觀察內景（指人體內的經絡、臟腑的氣化現象）。它不僅是祛病延年的重要方法，而且是探索氣功奧妙的重要實踐內容。

㈢**站功：**

練功時呈站式，又稱為站樁。站樁方法較多，歷代各家方法不同，歸結起來為：少林馬步，其中分大馬步、中馬步、小馬步。大馬步練法為：兩腿足分開距離約兩肩寬，上體正直，腰直，膝部不過足趾尖。中馬步練法為：兩腿足分開距離約一肩半寬，其它要求同大馬步練法。小馬步練法為：兩腿足部分開距離約如同肩寬，其它要求同大馬步練法，自由式站樁、雲圖式站樁、意拳站樁、梅花樁等。

總之，站樁功，是歷代氣功、武術家非常重視的重要方法。站功對增力、壯體、發動真氣、提高身體健康素質效果明顯，宜於各類人員練功時選用。

㈣行功：

指採用步行的方法練功，此法係武術中的某些步法脫胎演繹而來，如太極、八卦、少林及五禽戲的態形步等。行功動作簡短、易學、易練，有和暢氣血、疏通經絡的作用，常用於慢性病人的鍛鍊。

四、以練功性質分類

㈠靜功：

指練功時身體不動或內氣發動後引起人體內觸動的現象，如站、坐、臥功等。

㈡動功：

指練功時採用各種動作，所謂「內煉一口氣，外練筋骨皮」以達到壯骨強筋、神氣合一的目的。此法可用於強體健身，或用於武術中的技擊鍛鍊，如太極拳、少林拳、八卦拳等。

㈢動靜兼練：

指練功時採用動功與靜功相結合的鍛鍊方法。如外丹功、內丹功、少林易筋經、鶴翔樁、形神樁等。

五、以練功作用分類

㈠武術氣功：

此係武術、技擊中的功夫，如「掌臂開石」，「力托千斤」、「腹頂鋼叉」等各種特殊功能。一般人慎練此功。

㈡醫療氣功：

此係養生、防治疾病的鍛鍊方法，有內氣功與外氣功之分。內氣功是增強人體健康、起自身的養生作用，強調自我鍛鍊的方法。外氣功有治病強身作用，是強調用外氣功為患者治病的方法。

六、以現代科學觀點分類

㈠自我保健功：

指自我鍛鍊的保健方法。氣功是防病治病、維持人體生命活動的一種好方法。氣功的「氣」具有非常豐富的內涵。一般指「真元之氣、元氣、正氣、精氣」等。這種「氣」是人體生命活動的一種「動力」。自我保健功是一種整體性修練方法，是主動性的自動調整過程，對人體起著「自我修復」、「自我調整」「自我控制」的作用。因此，它起著防治疾病、保健強身、延緩衰老、延年益壽的有益作用。內丹功、外丹功、行功等屬此類。

㈡強身氣功：

指以強壯身體為主的功法，如少林樁功、外丹功、內丹功、點穴功等。通過練此功，滋補真氣，使臟腑、經絡、皮肉、筋骨的真氣充沛、宣暢通達，從而增強人體抵抗能力。也是要求氣功醫師必會的練功方法。

㈢智力開發功：

指使人體智力不斷開發、提高人體智力水平的練功方法，如內丹功、周天功等。通過練功，可提高人體的異於常人的智能（或特異功能），氣功醫師可運氣發功點通百會（或顖門穴），以增強腦部的功能。作者曾用外氣點穴方法，治療小時候腦功能發育差的小學生丁××。據家長講，原丁××的學習成績較差，後經作者行外氣點穴治療兩周。半年隨訪結果，丁××學習成績在班內名列前茅。

第三節　國內外氣功療法的進展

一、我國氣功發展簡史

我國氣功有著悠久的歷史，在歷代很多醫書和其它書籍中都記載有關於氣功療法的文獻。我國最早的一部經典醫學著作《黃帝內經・上古天真論》就有關於氣功療法的描述，如「恬淡虛無，真氣從之，精神內守，病安從來，呼吸精氣，獨立守神，肌肉若一」等。又如《素問・遺篇刺法論》載有「腎有久問病者，可以寅時面向南，淨神不亂思，閉氣不息七遍，以引頸咽氣順之，如咽甚硬物，如此七遍後，餌舌下津無數」，更具體地敍述了氣功療法在防病治病中的應用。與《黃帝內經》形成年代接近的戰國初期的出土文物《行氣玉佩銘》上面刻著「行氣、深則蓄、蓄則伸、伸則下、下則定、定則固、固則萌、萌則長、長則退、退則天。天幾舂在上，地幾舂在下。順則生，逆則死」。這一段文字講述了氣功療法中的過程及作用，也說明導引行氣在當時已廣為流傳。

漢代名醫張仲景所著《金匱要略》一書中提出：「若人能慎養，不令風邪干忤經絡，適中經絡，未經流臟腑，即醫治之。四肢才覺重滯，即導引吐納鍛鍊，如針灸按摩，勿令九竅閉塞」。說明導引、吐納能通利九竅，有防治疾病的作用。漢代另一名醫華佗也說：「人體欲得勞動，但不當使極耳，動搖則谷氣得消，血脈流通，病不得生，比如戶樞終不朽也」。

根據這一認識，通過觀察模仿五種禽獸的姿勢，如虎的前肢撲動，鹿的伸展頭頸，熊的臥倒身子，猿的腳尖縱跳，鳥的展翅飛翔，並把這些動作聯繫起來，創造了一套獨特練功方法，為名《五禽戲》，一直流傳至今，廣泛用於防治疾病，強身健體。

晉代的許遜在《靈劍子》一書中最早提到了「氣功」，含義是「氣若功成，筋骨和柔，百關調暢」。晉代醫家葛洪在其著《抱朴子》一書中認為，導引的方法可以多樣化，他指出鍛鍊的基本方法：「或屈伸，或腑仰，或行臥，或倚立，或躑躅，或徐步，或吟，或息皆導引也」。並指出導引的作用是「療未患之疾，通不和之氣，動之則百關氣暢」。此外，還提出用呼吸吐納來「行氣」，可「內以養身，外以袪邪」。

隨後巢元方著《諸病源候論》一書，著重強調對疾病的預防，在各種病候治療中以採用氣功導引治療為主，可見這時對氣功導引在防病治病中的應用十分重視。唐代名醫孫思邈也重視提倡防治疾病用氣功調息法。他認為人的「氣息得理，即百病不生，若調息失宜，即諸痾競起。善攝養者，須知調氣方焉」。孫氏在《千金方》中推薦了「六字氣訣」練法。四季養生袪病歌訣中詳細介紹了《六字氣訣》的作用，「春噓明目木扶肝，夏至呵心火自閑，秋呬定知金肺潤，腎吹唯要坎中安，三焦嘻卻除煩熱，四季常呼肺化多，切忌出聲聞口耳，其功猶勝保神丹」。

現代練功者在實踐中體會「六字氣訣」確能提高或調整經絡感應，以達到治療目的。這些都是根據中國醫學有關經絡氣血、氣化理論，運用氣功導引、吐納來疏通經絡，調和氣血，通利關節，治病健身。

到了明代，人們揭示了氣功療法與經絡系統的密切聯繫。著名藥學家李時珍所著的《奇經八脈考》中記載了一些氣功療法，在論述練功與經絡的關係時指出：「內景隧道，惟返觀者能照察之」。在《針灸指南》一書中，也強調凡學習針灸者必先自願練習靜坐功夫。這說明凡行針者，必須練功儲內氣，以便運氣施針，為患者除病、祛疾。因此，在對練功實踐與理論的探討中，研究氣功與經絡的關係是十分重要的。

陳繼儒在《養生膚語》一書中指出：「卻病之術，有行功一法，虛病宜存想收斂，因秘心志，內守之功夫以補之。實病宜按摩導引，吸努掐攝，外發氣功以散之。凡熱病宜吐故納新，口出鼻入以涼之。冷病且存氣閉息，用意生火以溫之」。這裡闡明了練氣功要辨別虛實寒熱、辨證施功的方法。即氣功臨床治療，既要遵循基本原則，熟悉要領，善於掌握，又要按照各人的身體素質，病情變化，因人制宜地區別應用。

清代名醫汪訒庵所著的《勿藥元》中附有「勿藥元銓」一卷，搜集了不少練功基本方法，其中有一段記載：「調息之法，不拘時候，隨便而坐，平直其身，不倚不曲，解衣緩帶，務盡調適。口中舌攪數遍，微微口出濁氣，鼻中微微納之，或三、五遍，或一、二遍，有津咽之，叩齒數遍，舌舐上腭，唇齒相著，兩目垂簾，令朦朧然，漸次調息，不喘不粗，或數息出，或數息入，以一至十，以十至百，攝心在數，勿令數亂」。

這就是放鬆功或數息法的前身，至今流傳於世，為現代練功養生所重。這段氣功發展史證明，氣功的內容豐富多彩，幾千年來一直被人們應用於臨床防治疾病，但由於當時的社會原因及條件的限制，使這一寶貴遺產零亂破碎。

中華人民共和國成立後，黨重視中醫和氣功，氣功事業逐漸得到發展。

二、國內氣功臨床發展狀況

㈠對氣功進行整理、挖掘與普及推廣：

從一九五〇年至一九五七年，全國各地散於民間的功法開始得以整理並在雜誌上發表。例如，《新中醫藥》一九五四年第二期發表了《醫療預防性深呼吸法》，後來又有學者在《新中醫藥》雜誌上發表《新中國醫療體育之又一形式——靜望療法》。一九五五年《新中醫藥》第六卷第八期、第十期，又相繼發表了蔣維喬的《中國的呼吸習靜養生法》及《談談氣功治療法》兩篇文章。一九五六年二月，《中醫雜誌》發表劉貴珍的《中醫氣功療法的操作方法》一文。此後，全國一些城區對氣功法逐漸重視，將其用於臨床治療和保健強身，並用醫學觀點、現代科學觀點，加以整理研究，消除其迷信糟粕。劉貴珍《氣功療法實踐》一書出版後，對普及與推廣氣功療法起到了推動作用。同時，各種流派的氣功療法逐漸被挖掘出來，並在臨床上應用推廣。

㈡氣功臨床實踐、總結、提高：

從一九五七年至一九六四年，在前一段發展的基礎上，氣功界、醫務界、科技界開始注意氣功療法治病方面的臨床實驗總結，對氣功療法的科研工作開始進行。

一九五八年《中醫雜誌》第十號發表了上海市氣功療養所《發揚祖國醫學，開展氣功療法研究》一文。文章反映了當時氣功發展形勢及客觀要求。文章指出：氣功療效目前已得到肯定，研究氣功治病機理與提高氣功療效，是必須開展的工作。在這種客觀形勢影響下，氣功、醫務及科技界人士對氣功做了大量的臨床實驗及科研工作，歸納起來有下列幾個方面：

1.對氣功臨床治療幾種常見病的療效進行了臨床觀察和總結。一九六〇年十一月二十一日，天津市工人療養院結核病研究室陳天賜的《氣功治療肺結核病之療效觀察及其機制探討》一文，充分肯定了氣功療法對肺結核病的有效作用。一九五七年，上海市高血壓病研究所以氣功為主綜合治療高血壓病，所總結一六〇〇例的臨床近期療效達九十％。

一九六二年五月，上海市公費醫院夏其昌等人的《氣功治療急性闌尾炎一九〇例臨床療效及機制初步討論》一文，總結出氣功療法的臨床療效達九十％。

2.對氣功功理進行專題研究。一九五九年九月，浙江醫院莫干山分院翁則板的《練功姿勢的選擇和運用》專題研究一文，肯定了練功姿勢在氣功鍛鍊中的地位及影響，又著重論述了：練功姿勢與練功中入靜的關係；不同的練功姿勢與橫膈活動、胃腸蠕動以及腹式呼吸關係和不同的練功姿勢與肌體熱量消耗的關係。

一九五九年十月，浙江醫院莫干山分院翁則板的《氣功的呼吸方法選擇和運用》一文，強調呼吸法是練功中主要手段之一，其作用在於調整改善高級神經活動。翁文就氣功鍛鍊中呼吸機制的探討、練功中怎樣選定練功的呼吸方法和練功中怎樣掌握呼吸鍛鍊方法等呼吸機制的本質問題作了論述。一九六二年四月五日，甘肅省中醫院李少波的《談談意守丹田及三步功法》一文，著重論述了氣功的入靜與意守間關係是相輔相成的，二者缺一不可，同時也體察到與練功的收效有很大的關係。

3.對練功過程中生理變化的科學研究。一九六二年五月，上海市第六人民醫院理療科黃樺等《氣功過程中的皮膚電位變化》一文，總結了氣功療法中皮膚電位的變化及作用。一九六〇年至一九六一年，重慶市江北療養院等單位聯合觀察並總結出《氣功療法生理機制的研究》一文。

該文可作為這方面研究的總結性的概述。該文強調練氣功引起的許多內臟機能變化，主要是通過植物神經系統形成的。調息動作對植物神經的活動會有一定影響作用，但引起變化的根本原因還是大腦的入靜狀態。作者除充分肯定和沿用巴甫洛夫學說解釋「入靜」部分現象外，認為尚有很多難以解釋的問題，有待進一步探索。

㈢氣功科研新的發展：

一九七八年至一九八〇年，上海原子核研究所與上海中醫研究所協作開始了氣功「運氣療法」物質基礎的實驗研究。他們利用現代科學儀器探測到「外氣」中有遠紅外線，靜電、磁場等信號，首次證實了氣功外「氣」是客觀存在的物質。後來全國有許多地方分別進行了很多類似的探索性科學實驗。如電子工業部第三研究所等分別測得氣功之「氣」所包含次聲波的信號。這些有關氣功的科學研究工作，對整個氣功事業的發展起到了推動作用。

氣功「外氣」麻醉療法的研究，是繼針刺麻醉後又一大膽的科學嘗試。它是氣功師在氣功運氣的基礎上，以身體某特定部位發放「外氣」，離體輸入病者的穴位，不用麻醉藥，不用針刺，使病者在手術中不感到疼痛，達到麻醉止痛作用。一九八〇年五月九日上午，在上海市第八人民醫院手術室裡氣功麻醉第一次獲得成功。

此後，上海中醫研究所和上海第八人民醫院、上海曙光醫院等協作，運用氣功師發放的「外氣」，對十四例甲狀腺手術病人進行了氣功麻醉，結果除一例因氣功師體力不濟，發功無力，效果較差外，其餘十三例都達到優良水平。在臨床氣功科研領域內，對新氣功療法治癌等新課題進行了研究，並證實新氣功療法對癌症病人有很好的扶正作用，凡是堅持練功的病人都能經得住大劑量放療與化療，因而有助於對癌症的控制作用，延長病人的壽命。這些新課題研究把氣功療法的科研工作推向新的階段。

三、國外開展臨床氣功及研究狀況

在國外，氣功被稱為「瑜伽術」、「靈子術」、「生物回授」、「心靈能學」、「放鬆訓練」、「飛行技術」、「坐禪」、「導引術」等等。隨著氣功科學的不斷發展，慢性疑難病人逐漸增多，這給康復醫療，健身長壽問題帶來了新課題，即在不同藥物的前提下達到保健強身的目的。因此，氣功這一古老的健身術將為人類健康發揮更大的作用，這已被國際科學界人士所重視。

㈠學術交流

自一九七三年以來，國際氣功學術交流會（年會）曾分別在羅馬、布拉格、摩納哥、多倫多定期召開。一九八三年氣功學術交流在英國劍橋召開。自一九八二年以來，我國同美國氣功團體每年進行學術性交流活動一次。一九八二年，我院黃美光、黃孝寬等參觀了美國幾所大學的康復中心，回京後介紹了他們開展氣功活動的情況。

一九八三年七月，美國氣功代表團（哈佛大學）先後在上海、西安、北京、北戴河氣功康復療養院等地進行氣功學術交流。在京期間，還邀我院黃孝寬等在西苑醫院給美方氣功代表團進行外氣功導引治療表演，受到美國氣功代表團長本森博士及團員們的讚賞。

㈡氣功刊物：

據報導，美國辦有與氣功聯繫密切的《生物回授》雜誌；加拿大出版《生物反饋療法》；法國出版了《生物能》和《中國醫學》；日本出版了《導引術》一書，一九七九年出版了英文版氣功入門書《身心導引術》，介紹其功效及獨特的方法，深受氣功愛好者們歡迎。同時，美國和東南亞一些國家的《科學新聞》報刊還分別報導了氣功科學實驗的結果，以及開展群衆性的表演和練功活動。

㈢**氣功組織機構：**

西方國家，尤其是歐洲與美國已廣泛設立了教授氣功的學校。美國痲省理工學院、哈佛大學、紐約州立大學和聖地亞哥海軍醫院、斯坦福研究院，英國倫敦大學、倫敦布爾克學院都講授氣功課程。世界各地的氣功組織，如加拿大多倫多的氣功靜坐強身社、馬來西亞的百日功健身學院、印度航空公司及日本的一些地區、印度的大、中學都不斷開設氣功課。

㈣**科學家重視：**

一九七七年，英國倫敦皇家學會會長克普克斯爵士（化學家、物理學家）運用現代科學方法研究氣功的作用原理並經長期實驗觀察後，第一個首次宣布氣功——心靈能現象確實存在。加拿大安略省醫學會有三百多名醫學博士對氣功療法發生興趣，並進行研究。

我國著名科學家錢學森教授非常重視氣功研究與發展工作，他指出：「我認為，氣功研究將會使全部人體科學改觀，是一次科學革命。氣功研究將會使人體的認識來一次飛躍，從而改造生理學……臨床醫學、衛生學等，充分發揮人的潛力……我們通過氣功科學研究，改造人體科學，進而影響整體即全部現代科學技術的進程。

㈤**氣功表演：**

據一九七四年美國《科學新聞》報導，在英國倫敦布爾比克學院，由兩位物理學教授和波姆主對以免列氣功師蓋勒進行氣功實驗，參加觀測的有十幾名科學家。當蓋勒手握蓋革計數器發功時，所記錄到的強烈信號相當於每秒鐘從手上發出一百到一百五十個粒子（本底為每秒一個）。蓋勒還對一塊單晶金屬圓盤進行了發功實驗。

他把手輕輕放在一位物理學家手上，在物理學家手掌和單晶金屬圓盤之間還隔著一塊塑料板，互不接觸，蓋勒發功二分鐘後，使單晶金屬圓盤明顯彎曲。在場的十幾位科學家都認為實驗是真實的，富有科學性的。一九七八年瑞士瑪赫瑞希研究大學報導，其研究中心的氣功師在發功時，可使身體騰空而起，故國外學者稱氣功為飛行技術。

㈥臨床與科研：

氣功的臨摩實踐在國外近年來很活躍，如英、美、日、法、瑞士、印度、加拿大等國在臨床上都採用氣功療法。在加拿大，已有三千多人參加氣功臨床實踐，他們不僅治療一些功能性疾病，而且還治療器質性的疾病。一九八三年七月，美國氣功學術代表團來京進行氣功學術交流時，介紹近幾年在美國，本森博士領導放鬆氣功治療高血壓的研究工作。他們觀察到：①入靜後腦電波的 α 、 β 波增快；②入靜後呼吸率每分鐘降二次；③練功中耗氧量明顯下降十六～十七％；④血液中的二氧化碳結合力改善；⑤血液中的乳酸濃度降低，人體較緊張狀態得到緩解或消除。

著名科學家牛滿江教授曾介紹，紐約洛克菲勒基金大學用氣功治療高血壓患者五百例，半年後，七十五%以上都有顯著的療效。聖地亞哥海軍醫院已將這門技術用於軍事訓練，如訓練士兵在寒冷的條件下用氣功提高手溫，以助他們在不帶手套的情況下操作。

第四節　氣功療法的中醫理論基礎

中醫與氣功有著密切關係，有共同點，也有各自不同之特點，僅就以下幾個方面作一介紹。

一、中醫、氣功與大自然

中醫和氣功的緊密關係，與人類和大自然環境息息相關，所以必須首先了解大自然，才能順乎自然，去了解人類，了解中醫與氣功。

(一)認識大自然：

古代人們在古代哲學思想的影響下，無論哪一家學說都承認宇宙萬物皆是從「無極」、「太極」、「兩儀」、「四象」、「八卦」所衍生出來的。古人認為萬物的本源是「氣」，這種「氣」不是指呼吸之氣和天空中的空氣，而是一種哲學概念：即一切有形的東西，都來源於無形的氣。《易經‧乾鑿度》中說：「夫有形者生於無形，故太易者未見氣也，太初者氣之始也，太始者形之始也，太素者質之始也，氣形質具而未分解，故曰混沌」。老子《道德經》上說：「有物渾成，先天地生」。又說：「谷神不死，是謂玄牝，玄牝之門，是謂天地之根，綿綿若存……」。

《莊子‧至樂篇》也說：「察其始而本無生，非徒無生也，而本無形，非徒無形也，而本無氣，雜乎芒易之間，變而有氣，氣變而有形，形變而有生」。《淮南子》謂「虛廓生宇宙」、「宇宙生氣」。所謂「混沌」、「芒易」、「虛廓」，都是形容氣未動時之象。東漢何林《公羊傳解詁》論述道，「元者，氣也，無形以起，有形以分，造起天地，天地之始也」，可見古人是把「氣」看作萬物衍生的根源。當時人們對大自然的總認識是：無極只是鴻蒙混沌，太極則示以大環，中分黑白，互相迴抱，與現代世界天文學中「旋渦星雲」有類似之處，故莊子以不動為太極，動而為陰陽。有的學者將此述為：太極可以說是不動之陰陽，陰陽是已動之太極，太極為體，陰陽為用，這種體用生成之理，古人稱為「道」。道者一也，一者太極橫伸之象，示其用也。

《許氏說文》解釋「一」字說：「惟初太極，道立於一，造分天地，化成萬物」。道家練功者說：「知其一，萬事畢」。《抱朴子》中有「道起於一，其貴無偶」的說法。故曰：「天得一以清，地得一以寧，人得一以長生」。很多練功者都認為，各家都推崇「一」，「

一」即氣也。氣彌漫虛空，至大無外，至小無內，陰陽固在氣之中，而氣不出陰陽外。它是主宰而無主宰，它的自然流行，不僅支配著太陽系的星球正常運轉，而且支配著無邊無際的宏觀宇宙活動。中醫與氣功在這一方面的認識是統一的。

㈡對人的認識：

中醫與氣功一致認為：宇宙萬物皆來源於氣，當然人也包括在其中，把這種先天之氣，總稱為「精氣」，亦曰「真氣」、「元氣」。醫家與道家都認為「氣」是人身之本，故又尊之曰「祖氣」。「祖氣」即無極之混沌，太極之陰陽。故莊子有一物一太極之論，是一中含多，多中含一的意思。

《素問·寶命全形篇》中說，「人以天地之氣生」。又說「天地合氣，命之曰人」。《莊子·知北游》說：「人之生，氣之聚也，聚則為生，散則為死」。《管子·心術下》也講：「氣者身之充也」。《淮南子·精神訓》說，「濁氣為蟲，清氣為人」。以上都說明人的形體是由氣凝聚而成的。人體的內部，充滿了氣，人體的運動變化，又是以氣為淵源和動力，這充分體現中醫、氣功對人體的科學認識。

二、氣功與練養「精、氣、神」

中醫對人身各氣，總稱為「精氣」。精氣可以互相轉化，是一而二、二而一的東西。《

素問・六節臟象論》說：「氣和而生，津液相成，神乃自生」。如《八正神明論》說：「血氣者人之神」。

《靈樞・平人絕穀篇》也說：「神者，五穀之精氣也」。可知精氣是神的物質基礎，神是精氣的功能表現，「精、氣、神」三位一體，分之不可分，合之不勝合，故作為人身三寶。許多武術練功家認為，練功從外部形態上來講可以稱為「練把式」，而「把式全憑架勢」，從人體內部來講，練的是精、氣、神。精、氣、神對生命的意義，古人曾概括為「壽命修（長）短，全靠精、氣、神之盈虧」。

因此，不少氣功的動作結構、套路安排和鍛鍊方法上，都很重視精、氣、神的鍛鍊。長期堅持練功，除了能防病強身外，還能使人體內精足，氣全，神旺。

什麼是「精、氣、神」呢？祖國醫學認為：精、氣、神是生命現象產生及其變化的根本。

㈠對於「精」的認識：

「精」指的是構成人體的基本物質，也是人體各種機能活動的物質基礎。從廣義上來說，人體內的精、氣、血、津液都是構成人體的基本物質。這四種物質又都概屬於精的範疇。所以在《素問・金匱真言論》中有「夫精者，身之本也」的說法。而中醫對「精」的認識可分為兩類：

一是從源上分為先天之精與後天之精。二是從功能上分臟腑之精與生殖之精。中醫還認為先天之精來源於腎，故有「腎為先天之本」和「生命之根」的說法，腎精不足時可出現思維遲鈍、記憶力減退、運作遲緩、耳鳴耳聾、老年脫髮等現象；後天之精來源於脾胃，是飲食水穀的化生，也就是飲食經人體消化吸收後變成精微的營養物質。這種後天的精輸送到各個臟腑，成為各個臟腑活動的物質基礎。先天之精還需要後天之精不斷充實營養，使之成為人體生命活動的物質基礎，同時它本身又具有促進生長發育，繁殖後代的作用。

臟腑之精是廣義地指人體的精氣；生殖之精是狹義地指生殖機能。《內經》說：精氣奪則虛，精氣竭絕，形體毀沮，由此可知「精」對人體的重要性。「冬不藏精，壽必病溫」，說明精不藏而外泄，容易引起疾病。

㈡對於「氣」的認識：

「氣」是我國勞動人民對自然現象的一種樸素的認識，在祖國傳統醫學領域中認為氣是構成人體生命的基本物質，並用氣的客觀運動變化來解釋生命現象與生理活動功能。明代醫學家張景岳說：「人之有生，全賴此氣」。中醫學認為人體的氣有多種多樣的表現形式，其中最基本的稱為「元氣」（或真氣）。而元氣組成分三部分。一部分為藏於腎中的「精氣」，一部分為從肺吸入的空氣，還有一部分是從脾胃消化吸收運化來的「水穀精氣」，三者結合起來就成為人的元氣。元氣形成後流通至全身各部，上升、下降，無處不到，以維持人體正常的生理活動功能。故此，中醫認為：「氣為血歸，血為氣之母，血隨氣行」。

通過氣功鍛鍊，可以使全身氣血流暢，氣可推動血流運行。值得練功者注意和重視的是中醫講的精氣中都包含從脾胃消化、吸收、運化而來的部分。故練功者必須注意飲食營養，鍛鍊時要適當增加營養，這樣有利於練功養生的效果。

㈢對於「神」的認識：

「神」是人體生命活動最根本的總體，也就是對意識、思維活動以及臟腑、精、氣、神、津液活動外在表現的高度概括。「神」的廣義概念是指整個人體生命活動的外在表現，其中包括病理、生理正常反映於體表的徵象，如面色、表情、目光、語言、意識和體態等。人體氣血充盈，五臟六腑調和，生命力旺盛，精神就充沛，故曰氣能生神。

中醫在診治疾病時也很重視神氣盛變的症狀表現，根據《素問・移精變氣論》中「得神者昌，失神者亡」的理論判斷吉凶。由於精氣是神的物質基礎，所以當人體精氣充足，血脈充盈，生命活動強盛時則神氣也就旺盛。人的精神充沛時，面色紅潤光澤，兩目炯炯有神。反之，精氣不足，血脈空虛，臟腑功能不則，精神萎靡不振，人表現出面無光澤，目無神采，可見精、氣、神三者之間有著很密切的關係。神能藏氣，氣能化精，精能生氣，氣能生神，精、氣、神是互為依存的客觀統一整體。

凡練功者都認為人身精固則氣充，神足則精力充沛，身體健康，能延年益壽。反之，精虛則氣竭，氣竭則神逝，這種相互影響則調和衰老和死亡。故此，凡練功和養生者都非常重視精、氣、神的練養和鍛鍊，並把養精、和氣、攝神三者並重。強調先保住其精，精滿則氣旺，氣旺則神足，神足則身健，身健則少病，精力充沛、身體健壯，更好地為四化建設服務。

㈣練精、氣、神的兩種主要觀點：

一是認為精、氣、神之間存在著不可分割的依存關係。神足就練氣；練氣就能生精；陰精陽氣相依存，精氣足則神全，只要通過以練氣，練神為主的練功活動，就能使精、氣、神都得到提高。另一是認為腰為腎所在之處，故謂「腰以腎之腑」。「腎藏精，精生髓，髓養骨」，「在臟為腎」，「在體為骨」。腎精虛弱或不足會產生腰脊不可俯仰，腿足瘦弱不能行動的現象。又由於腎主骨，骨生髓，腦為髓之海，所以腎與腦髓有著非常密切關係。

腎的精氣不足可致腦海空虛，臨床上出現頭暈目眩，反應遲鈍，記憶力減退（或健忘症）等症狀，所以氣功鍛鍊中要重視腰部鍛鍊，起到健腰、腎，養精氣等目的，為補腎養氣，特別要練腰功，還可以食補和藥補兩種方法配合。

古人說「天有三寶」：「日、月、星」，人有三寶：「精、氣、神」。氣功鍛鍊就是練精、氣、神，它有「凝神練氣、練氣生精、練精化氣、練氣化神」的作用。也有的學者把神與氣關係視為「神為氣子、氣為神母、神氣相逐、如形如影、氣入身來為之生、神去離形為之形」、「若欲長生、神合相注」（相注即不可分離）。練氣功可使人體精、氣、神更加充足。對練功家來說，只要長期堅持氣功鍛鍊，精、氣、神就會很足，其精神飽滿、神采奕奕、氣色紅潤、身體健壯，都是堅持練氣功的結果。

㈤論述「精、氣、神」生化關係簡圖：

練功者都應該加強對精、氣、神的鍛鍊，重視精、氣、神的修養。其方法為：「凝神練氣、練氣生精；練精化氣、練氣化神」，最終使氣歸於腹部丹田。氣功鍛鍊中精、氣、神的生化關係見圖1—1，供學員參考。

三、陰陽學說與氣功的關係

氣功療法是中國中醫學的重要學科，是中國醫學的寶貴遺產。數千年來，隨著中醫臨床實踐經驗的積累和理論的不斷豐富。氣功也在不斷地發展。直到今天，氣功學在防治疾病，健身延年以及在探索人體生命科學方面，都起著很大的作用。

氣功是在中國醫學理論體系和現代科學方法的指導下進行練功實踐的，所以中醫的陰陽、五行、臟象、經絡等基本理論同樣可指導氣功實踐。下面就陰陽學說與氣功的關係作一簡述。

中醫學的陰陽是古代哲學中用於表示事物的屬性，是相互依存、對立統一的概念。陰陽學說是古代樸素的唯物辨證法。中國醫學成功地利用陰陽學說來闡述人體的生理功能、病理

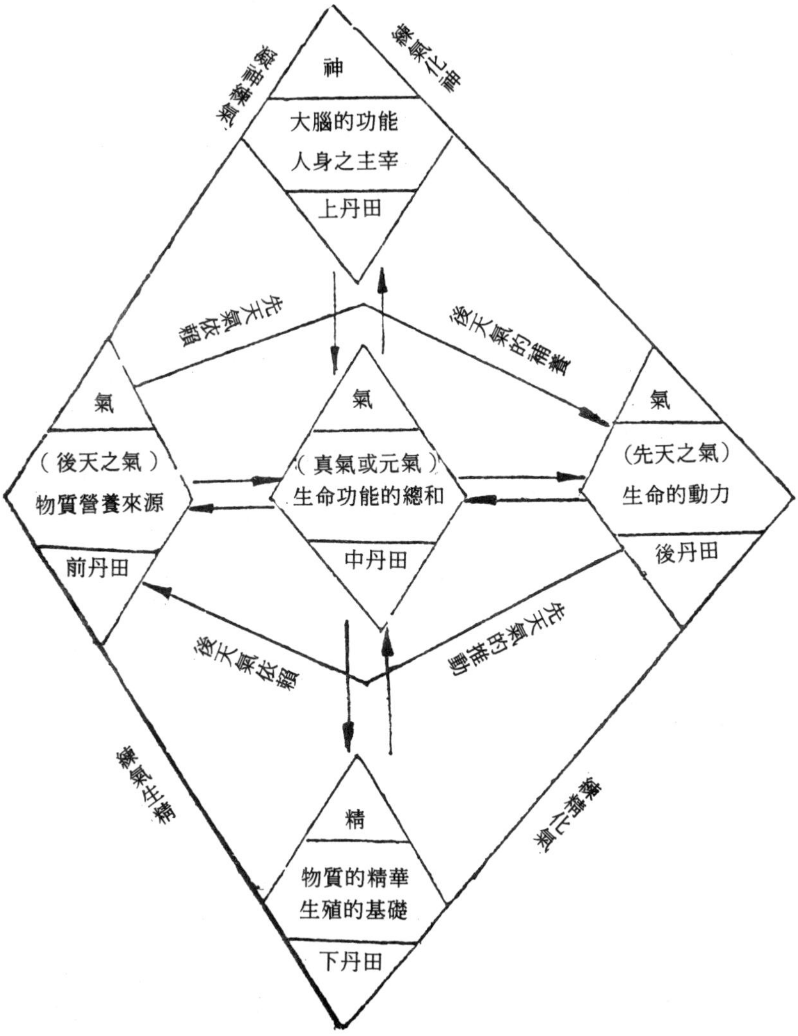

圖1—1　氣功鍛鍊時精、氣、神「生化」關係示意圖

變化及與自然界的聯繫等，並充分利用它指導了中醫臨床辨證論治。

氣功學的理論和實踐都很緊密地聯繫著中醫陰陽學說。

㈠按季節辨證陰陽，選練適應功法：

《素問•四氣調神大論》中指出：「夫四時陰陽者，萬物之根本也，所以聖人（指現在練功家）春夏養陽，秋冬養陰，以從其根，故與萬物沉浮於生長之門，逆其根則伐其本，壞其真矣。故陰陽四時者，萬物之終始也，生死之本也。逆之則災害生，從之則疴疾不起，是謂得道」。所謂春夏養陽、秋冬養陰，指的是調節人體陰陽適應於季節陰陽變化，相生相長，維持人體陰陽平衡。

根據先人這一練功養生法則，現代氣功家總結出：春夏二季大氣之性為陽，宜用陰調，秋冬二季大氣之性為陰，宜用陽調之。故提倡春夏二季宜多練靜功，如靜養功、周田功等並主要選擇以滋陰養陽功法進行鍛鍊。秋冬二季可多練動功，如氣功八段錦、五禽戲、吐納健身功等，主要選擇以生陽養陰功法進行鍛鍊。

㈡順其自然之陰陽、調節氣息之陰陽：

順其自然，調節氣息之陰陽，是練功中心須遵循的原則。《素問•寶命全形論》中提出：「人以天地之氣生，四時之法成」。《素問•陰陽應象大論》中也強調：「清陽為天，濁陰為地」。人與大自然是息息相關的，自然界中之清氣屬陽、濁氣屬陰，而人體鼻吸之清氣為陽，口吐之濁氣為陰。正如《長生胎元神用經》所說：「鼻吸清氣為陽，口吐濁氣為陰……夫自修之道，能出入陰陽，合其真矣」。

《素問•至真要大論》曰：「調氣之方，必別陰陽，定其中外，各守其鄉，內者內治，外者外治，微者調之……。」孫思邈云：「凡吐者去故氣，亦名死氣；納者取新氣，亦名生氣……口鼻天地之門，可以出納陰陽死生之氣也……氣息得理即百病不生，若消息失宜，即諸疴競起，善攝養者，須知調氣方焉。「故凡練氣功者，都注重氣沉丹田，以調節氣息沉靜為主，正所謂練功中強調的「氣靜則神怡、神怡則氣足」。

(三)按病機之陰陽，調節心神之陰陽：

《素問•陰陽應象大論》中談到：「善診者，察色按脈，先別陰陽」；「審其陰陽，以別柔剛，陽病治陰、陰病治陽」。凡陽虛陰盛之病人，應以「扶陽抑陰」、「以熱治寒」為治療原則。故氣功亦以「陰時用陰氣，存想在火熱病灶部位」為法，選功宜偏重於內功治療為主。

(四)按病情之陰陽，辨證施功：

《素問•至真要大論》云：「謹察陰陽所在而調之，以平為期。」「寒者熱之，熱者寒之，虛者補之，實者瀉之……」這是練功中亦應遵循的辨證施功原則。正如《養生膚語》所論，「虛病宜存想收斂固密，心志內守之功以補之；實病宜氣功導引，吸努掐攝，散發之功以解之；熱病宜吐故納新，口出鼻入以涼之；冷病宜存氣閉息，用意生火以溫之」。上法即為治病之捷徑，確有獨到之處。

㈤按體質之陰陽，辨證選功：

按《靈樞·通天》，把人的體質分為五大類型：1.太陰之人——多陰而無陽。2.少陰之人——多陰而少陽。3.太陽之人——多陽而無陰。4.少陽之人——多陽而少陰。5.陰陽和平之人——陰陽氣和。這是依照先天體質的差別對人進行的分類，是祖國醫學中最早的分類，也為現代練功者所借鑒。

古代醫家也指出：「治法總宜辨體質陰陽，斯可以知寒熱虛實之治」。因此，練氣功者非常重視人的體質強弱，辨證選功。凡體質虛弱者，陰陽氣血皆不足，當以練靜功為主，動功為輔，練功姿勢宜以臥式為主。凡體質強壯者，陰陽氣血充沛，練功宜以動功為主，靜功為輔，練功姿勢宜以坐式、站式為主。

《景岳全書》中指出「凡診病施治，必須先審陰陽，乃為醫道之綱領。陰陽無謬，治焉有差。醫道雖繁，可以一言以蔽之，曰「陰陽而已」」。

綜上所述，陰陽學說是中醫學重要組成部分，又是氣功學的基本理論之一，它從各個方面指導著氣功臨床實踐，是健身延年的法寶，我們必須充分發揮它的有效作用。

第五節　氣功療法的現代科學基礎

氣功療法的臨法應用，標誌著幾千年來我國勞動人民智慧結晶的總結得以推廣，也標誌著多少年來氣功的封建迷信色彩被清除。氣功的發展由過去自發的階段，進入到一個用現代科學手段進行研究的嶄新的時期，這個時期的主要標誌，就是要運用科學研究與臨床實踐，共同探討氣功的科學性。

氣功的發展必須與現代科學技術相結合，才能有長足的進步，並發揮積極作用。全國解放後，特別是近幾年來，一些科學家用現代科學技術手段，對訓練有素的氣功師練功時體內的生理變化進行了檢測，探測到氣功師發放出來的「外氣」是一種客觀的物理生理效應。這說明氣功療法是有科學性的。

一、淺談氣功的「氣」

氣功是練內氣的一種保健強身、益壽延年的鍛鍊方法。關於氣功元氣的論述很多，如≪黃帝內經≫說：「人以天地之氣生」，是說人的生命依賴天地之氣而生存。據現在一些練功家和學者探討，認為主要是指人體所呼吸的大自然空氣和人體固有的「元氣」。所謂「內練一口氣，外練筋骨皮」，就是指練人體內部的元氣。內氣旺則邪不可干，對外界環境的適應力和體內的恢復能力增強。

古代中醫認為，人體內若正氣充足，元氣充沛，病邪就不可侵入，故古人練功都非常重視鍛鍊「元氣」，以達到預防疾病、強體健身、延緩衰老的作用。祖國醫學還認為：「氣是維持人體生命活動的一種基本物質。氣為血歸，血為氣之母」。精闢地論述了氣功對人體正常代謝的調節機制，即神、氣、血調節機制，闡述了神是借助於氣去調節血，以維持正常人體生理功能的平衡狀態。氣功對調節神——氣——血的特點可簡述如下：

㈠、神在正常人體生理活動代謝功能中起調節作用。這裡所說的神是指大腦功能，也包括人的精神、思維、意識、意念及心理狀態。因而在氣功鍛鍊中，要著重強調意與靜的緊密結合作用。

㈡、神可以控制氣在人體內的運行，所以又將氣在人體內的運行或變化過程稱為氣機。氣功鍛鍊中所強調的以意引（發）氣，以意運（領）氣，就是強調神（意識與意念）在練功中的控制作用。這種觀點已被練功實踐所檢驗，不同的以意運氣的路線，可以使氣在人體內有不同的運行方式。據《靈樞集注•行針》所論，「氣行則神行，神行則氣行」。

㈢、氣機是血在正常人體內循環的動力，故氣功鍛鍊中要求意行氣行，氣行血行，「氣旺則血潤，氣虛則血虧」，「氣滯血淤」也指的是此意。當練功者意守某部位時，該部位就有得氣感產生，有血流充潤的感覺。據實驗證明，練功有素的氣功師可以使意守部位體表溫度升高攝氏三—四度，血流加快二〇——三〇%，為「意行氣行，氣行血行」作了科學驗證。因此，氣功鍛鍊中強調練氣的道理也就在此。

㈣、人體生理機能和代謝功能是否正常，完全取決於氣血運行是否通暢。氣滯則血瘀，血瘀則氣結；氣不通則痛，血不通則腫；氣血不和，則機體失去平衡而生病；氣運和順，血流自行通暢，則機體功能正常，諸病不生。因此在氣功鍛鍊中，必須重視真氣運行，疏通經絡，調節機體平衡。

㈤、神、氣、血與現代生理：

1.神、氣、血的氣功調節機制，是歷代練功家的實踐經驗。這一機制也就是神經——真氣——體液（如血液、淋巴液、腦脊液等）氣功調節機制。在氣功鍛鍊中，通過體內（或內功）運氣的鍛鍊方法，可獲得體驗。

2.現代生理學分析並認為人體代謝功能的調節和整合是通過神經——體液來完成的，即神經——體液調節機制，這兩種機制的區別，在於中國醫學直接以內氣作為媒介，溝通了神經與體液兩者間的關係。

3.神經調節和體液調節區別在於：神經調節的衝動是沿著神經纖維走的，故作用迅速、準確，偈限於神經支配的組織，持續時間短暫，適宜於快速生理活動的調節。體液調節的激素是隨血液運輸到周身各部位，故作用較緩慢、彌散、廣泛，持續時間長，適宜於緩慢的生理功能的調節。兩者相互聯繫，起調節人體生命活動的功能。

4.人體的血液循環運行，既受神經調節，又受體液調節，交感神經中樞產生的興奮——電信息，除通過支配調節心血管的交感神經調節心血管活動之外，還可通過控制腎上腺髓質的交感神經，促進髓質細胞分泌腎上腺素和少量去甲腎上腺素——化學信息，兩者隨血液到心臟及血管平滑肌，以控制和調節心血管的活動功能。

綜上所述，對於氣血與氣化理論等都涉及到氣的物質問題。對於這種氣，目前還尚未能有確切的答案，因為氣是看不見、摸不著的物質，至今尚未完全揭示它的奧秘。只有積極採用現代生物物理學、電生理學、力學等多學科的探索和研究，才能揭示其本質。

二、氣功態的研究

人們通過氣功鍛鍊後，使體內一些生理指標變化，如血壓、呼吸及代謝的變化等。早在六十年代前後，國內很多學者就進行了一些實驗，驗證了練功對改善循環、呼吸、代謝、消化等有關疾病症狀的效果，從而堅定了人們練氣功治病強身的信心。

七十年代以來，隨著我國氣功的普及和群衆性的練功活動的開展，激發和推動了氣功的發展。堅持氣功鍛鍊能治癌、除頑疾或難治之症等，大大豐富了氣功臨床的內容。氣功之所以獲得新生並得到空前的發展，之所以歷盡挫折未被摧垮和淹沒的主要原因，就是氣功的群衆性，群衆從練功治病中體會到了氣功的特殊效能，因而氣功為人民群衆所熱烈歡迎。

㈠**防老研究**：

隨著離退休人員的增多，氣功鍛鍊的保健作用也日益突出。根據黨的以預防保健為主的一貫方針，近來已有許多學者就練功防衰老、延緩衰老的過程等，開展了實驗性的研究。由於科學技術的飛速發展，給研究氣功療法提供了客觀條件，同時人們也更重視練功對防止衰老、延緩衰老過程的研究工作。

㈡**智能研究**：

對氣功開發智能，早有明確的論述。許多練功者通過氣功鍛鍊後頭腦清醒，記憶力提高。有些學校對學生練功前後的記憶力（長期的、短期的）、理解力、分析能力、綜合能力、學習成績等作了比較，對練功者的學習心理狀態也進行了比較，結果是肯定的，從而證明練功有明顯的激發智能作用。

㈢**生理研究**：

以生理測試證明了氣功態的客觀存在，進而從與不同練功深度相應的生理指標的變化，證明了練功各個態的客觀存在，如練功後循環、呼吸、消化、代謝等有關方面疾病的改善。

㈣**腦電波研究**：

美國學者本森博士和國內許多學者先後進行了有關氣功態下的腦電波變化測試，對於不練功和練功的人，兩組腦電波呈現不同步的現象。練功者進入氣功態之後，腦電波首先是α波發生同步的現象。隨著練功不斷深入，如練功年限長者，β波、θ波、δ波也將逐漸發生同步現象。這個驗證，有力地證明了氣功態是不同於日常生活狀態（如醒、睡、做夢等）的一種特殊狀態。同時，隨著練功程度的深入，大腦皮層的活動狀況也將會逐漸變得更有序化，因而腦電波呈同步現象時，將具有健腦作用。

三、外氣的物質效應

氣功師發放外氣治病源遠流長，先秦已有「布氣」之說，歷代史書中也有發放外氣治病的記載。如《清史稿・甘風池傳》中所述：「甘風池，江南江寧人，……善於導引術。同里譚氏子病瘵，醫不效。風池於靜室室牖戶，夜與合背坐，四十九日痊癒」等。外氣是練功到一定程度後自然產生出來的能量。作為祖國的傳統遺產，理應繼承發揚。

一九七八年以來，國內許多學者對「氣」的物質作用進行了大量的科研工作。突出的是上海的林厚省、顧涵森、北京的馮理達、陸祖蔭、陶祖萊等專家，做了許多外氣與有生命物質、無生命物質的實驗，開拓了氣功學研究的新領域，豐富了氣功學內容。

㈠紅外信息：

上海顧涵森、林厚省等，應用HD——H型紅外測溫儀（探測窗口波長八——十四微米）探測到某氣功師在運氣發功時發出的「外氣」是遠紅外輻射信號。此種信號，是氣功醫師發出的具有較大低頻調制紅外信號，發功最大時調制深度九十%（毫伏），不發功時該調制深度小於十%，兩者對比確有顯著差異。從而也客觀證明氣功「外氣」物質基礎之一是受低頻漲落調制的紅外輻射，並觀察到它與穴位處或組織具有共振接收的協調作用。

(二)靜電效應：

應用靜電增量探測裝置進行探測，在某氣功師發放外氣時儀器探測到靜電增量為10^{-14}～10^{-15}庫侖量級的電荷富集信號（相當於十萬到百萬個電子所帶的電荷數目）。當改變練功方式時，可直接影響靜電增量信號的形狀強度和極性。不同的練功方式，使某穴位處或部位某種偶極子呈現不同的有序化取向。練功強度愈深，受意識調節部分較多，有序化程度愈好，「外氣」靜電效應就愈強。

(三)磁信號：

應用磁敏二極管探測裝置的儀器，對某氣功師發功時的百會穴進行測試，結果測試到百會穴發的「外氣」磁信號。

(四)微粒流信號：

應用微粒流探測裝置對某氣功師發放的「外氣」進行反覆測試表明，氣功師發放的「外氣」物質現象之一是微粒流信號，信號呈脈衝型，脈衝上升時間為五十～一五〇毫秒，信號運行速度為二十～二十五公分／秒，在信號運行途中，其速度作有規律的漲落。在離發功手指三十五公分處有速度最大值。信號被縱向電場衰減，正負三五〇伏／公分。電場對信號衰減作用極為明顯。「外氣」信號在梯度為一三五伏／公分的橫向靜電場中運行時，自身具有振蕩頻率約為三・五赫，幅度為2×10^{-10}～4×10^{-10}安。信號可遠達二——三公尺，一・五公尺處收到的信號小三分之一，但頻率不變。距離愈遠，信號作用寬度愈小。測試中觀察到：氣功信號能穿越六十微公尺孔徑的激光柵，但為玻璃所阻擋。信號受對流條件的制約。

㈤次聲信號：

我們與電子工業部第三研究所協作，應用丹麥產的聲波檢測分析儀，在特製的消聲室內，對三位訓練有素的氣功醫師發放的「外氣」進行反覆測試，測試部位為氣功醫師的兩手部勞宮穴、印堂穴，測試的方式分接觸式（換觸探頭直接與發功的勞宮穴接觸）和氣導式（換觸探頭與發功的勞宮穴有一定距離）兩種。三位氣功醫師發放外氣平均升高十五赫以上的次聲波信號。重複測試中均明顯地表現次聲信號。該所利用同樣的測試儀對另外幾位氣功師進行同樣的測試，也均觀察到氣功師發放的「外氣」中有次聲波信號。

㈥激光的特性：

據中科院長春物理研究所實測，發現外氣具有激光的特性，其主要特點為：

本不下降。

1.射程很遠。測距八公尺、十五公尺、二十二公尺和五十公尺，在以上距離時，功率基

2.頻率很低，脈衝頻率可調。一氣功師為九十次／分，另一氣功師為一八〇次／分。

3.發射角很小，在三公尺處測不出發射角的偏差。在二十二——五十公尺接收時，束流依然很細。

4.有很強的穿透性。能穿透十公分厚的皮、毛、棉絮等，可透過五公分厚木板，三公分厚數層玻璃，三十公分厚紅磚水泥牆，可穿透兩層薄鋁板或鐵片。同時可在鋁板後接受到清晰的脈衝信號。

(七)對微生物效應：

馮理達教授等與氣功家包桂文協作進行了外氣對微生物的試驗，發現外氣可以對大腸桿菌、痢疾桿菌、革蘭氏陽性球菌及綠膿桿菌有強烈的殺傷作用。發氣一至三分鐘後，殺傷率可以達到五十％以上，對痢疾桿菌竟達八七％。

當氣功師改變意念發放另一種外氣時，不僅不會殺傷細菌，反而促進細菌的增生。他對氣功「外氣」對乙型肝炎病毒攜帶者血清作用的研究，觀察到一百例乙型肝病毒攜帶者血清表面抗原經十二分鐘氣功「外氣」作用後，十七例由陽性轉為陰性，轉陰性率為十七％。另外還觀察到乙型表面抗原強陽性滴度下降。外氣對微生物的試驗，證明外氣使人體免疫能力

㈧對液晶的效應：

陸祖蔭教授等進行了外氣對無生命物質作用的實驗，運用了氣功經典著作的原理：萬物皆有氣，這些氣之間會相互作用，因此應當觀察到外氣對無生命物質的作用。試驗以液晶作為試驗材料，因它對周圍物理環境的影響比較靈敏。試驗表明，在外氣作用下，聯二苯向外型液晶對光的雙折射本領發生變化，又根據液晶的結構計算，表明液晶的分子在外氣作用下發生了轉動的現象。

四、練氣功的臨床客觀效應

㈠氣功對神經系統的效應

練氣功的重要環節之一是大腦的意念控制，就是要充分發揮「意念控制」在鍛鍊中的先導作用。因此，練功時大腦皮層功能的調節是氣功治療作用的一個很重要方面。同時科學家進行綜合研究，發現正常人大腦皮質各區域的腦電波是不同的，且波幅不超過五十微伏；而氣功鍛鍊後，波幅增大至一五〇至一八〇微伏，且各區域腦電波同步性提高，隨著功力的加深，同步性愈來愈高，這說明氣功鍛鍊能使細胞的生物電活動高度有序化，從而使神經消耗降低，效能提高。

實驗觀察，高血壓患者通過鬆靜功鍛鍊後交感神經反應相對減弱，而副交感神經相對增強，還發現高血壓患者練氣功時，血漿內的多巴 β——羥基酶的活性降低，這也是交感神經興奮減弱的狀態。

此外，還有學者觀察到練氣功時肌肉值延長，皮膚電位降低。所有上述客觀生理變化提示練氣功時，大腦皮層趨於主動性內抑制狀態。這種生理效應可提高大腦皮層的活動功能，以及對外界不良刺激具有不同程度的保護作用。

㈡氣功對心血管系統的效應：

重慶醫學院生理教研室等單位，曾在六十年代就對氣功療法生理機制開展研究，並觀察到練氣功對心血管系統產生的多種生理效應。

1.氣功對心率的影響：學者測定練功過程中心率改變者共十六名，其中練鬆靜功的高血壓病人十名，練內養功的肺結核病人六名。將練功前靜息第十五分鐘時測得的心率數作為對照值，然後在練功過程中每隔五分鐘測心率一次，最後測練功原靜息十五分鐘心率的恢復情況。觀察結果表明，十例高血壓病人練功三十分鐘內，心率減少的最大數值為三——九次／分，平均減少五・四次／分。練功停止後心率漸趨回升，但有六例在練功後十五分鐘時心率尚未恢復至練功前數值。六例肺結核病人練功中心率變化情況基本與高血壓組相似。

2.氣功對血管運動的影響：學者利用血容積和皮膚溫度兩項指標的測定，來觀察氣功對血管運動的效應，共測定一〇九例。測定結果表明，當「開始練功」信號發出、病員開始練功時，大多數病人的血容積描記曲線都發生不同程度的降落，即出現血管收縮反應。練功中血管狀態與所練功種有關，如練內養功和靜功者，半數以上病人的手部血管出現舒張狀態，少數人有血管收縮傾向，而練三圓式站樁功的病人都呈現顯著的血管收縮反應。停止練功，這種反應持續一段時間後才恢復原來狀態。

進而證實肢體血容積和皮膚溫度測定表明，氣功對血管的縮張運動有明顯的調節作用。

3.氣功對血壓的影響：六十年代以來，上海高血壓研究所進行了臨床觀察，結果表明高血壓病人在一次練氣功過程中，練功五分鐘血壓即開始下降，三十分鐘後下降幅度可達藥物性睡眠時的降壓水平。長期堅持練功，有助於血壓穩定，療效鞏固。

4.氣功對血液成分的影響：重慶醫學院生理教研室利用測定血液內紅血球、白血球與嗜酸性細胞數，血球沉降率，白血球吞噬機能，血糖濃度與糖耐量等指標，觀察氣功對血液成分的效應。觀察結果表明，練氣功時紅血球有增加的傾向，少數減少；白血球總數和嗜酸性細胞均增多，白血球吞噬作用增高，從而說明練氣功能夠提高機體的防禦機能。

㈢氣功對呼吸系統的效應：

六十年代以來，國內學者對氣功影響呼吸機能與氣體代謝的效應作了大量的科學實驗，觀察到下列客觀效應：

1.呼吸頻率與橫膈活動度變化。大多數學者均觀察到練氣功中，比練功前的呼吸頻率明顯減少，如上海第一醫學院生理教研組觀察到呼吸頻率平均由練功前的十六・五次／分減至六・九次／分。重慶醫學院生理教研室觀察到十例肺結核病人練內養功時呼吸頻率平均減少十・七次／分。

另有學者對十例練氣功者除觀察呼吸頻率變化外，還用X光作橫膈計波攝影來觀察練功中膈肌運動範圍變化。結果觀察到九例在練功中的橫膈波幅比練功前平均增高五公分，有一例由練功前二・五公分增至九公分。

2.通氣功能變化。有學者對練功二——三個月練功者進行通氣功能測定，觀察到練功中比練功前潮氣量平均增加七八％，而每分鐘通氣量平均減少二六％，這與練功中呼吸加深，每分鐘的呼吸頻率減少有密切關係，完全符合練氣功的調息要求。

3.氣體代謝變化。大多數學者觀察結果為練功中的O_2耗量和CO_2排出量明顯減少，與此同時，肺泡氣中O_2濃度增高，而CO_2濃度減低。上述結果表明了在練氣功中氣體代謝水平降低。凡練功過程中入靜較好者，代謝率降低更明顯。代謝率降低的程度與練功的體位有一定關係，臥位降低最多，坐位則較少。練功過程的代謝率一般低於基礎代謝率，也低於文獻所指導的深度睡眠時的代謝率。

㈣氣功對消化系統的效應：

氣功療法很早就用於治療消化系統疾病，特別是消化性潰瘍。氣功在消化系統方面的生理效應主要表現在下列幾方面：

1.氣功對胃蠕動的效應。據有學者通過X光攝影觀察到，五人練氣功後比練功前的胃蠕動波幅增加〇・七—一・五公分，平均增加一公分。另有學者觀察到六十二例練功病人氣功治療後的胃排出時間，比氣功治療前平均加快二分鐘，這說明練功時，由於腹式深呼吸，腹腔器官受到有節律性按摩作用，使胃腸蠕動功能增強的結果。

2.氣功對消化液分泌的效應。有學者對練功病人的唾液分泌進行了觀察，發現練功開始階段唾液分泌增加。這是練功時舌的活動和呼吸作用，反射性地刺激了副交感神經系統，使其興奮的結果。練功進入完全入靜階段時，由於延腦的分泌中樞的興奮性降低，抑制了唾液的立即逸出，因而分泌減少。當停止練功後，大腦皮層和延腦的內抑制過程消失，唾液又大量分泌出來。

在臨床實驗研究中，不少學者對練氣功中胃液的分泌及胃酸的分泌進行了觀察。多數學者已觀察到，練氣功時胃液分泌增加。一些消化性潰瘍病患者經氣功鍛鍊後，胃總酸度、游離酸、蛋白酶含量等較練功前有明顯增加。

曾有學者通過自己實驗並觀測到練氣功時膽汁分泌增加，練功前每小時平均分泌二毫升，練功時平均每小時分泌六毫升左右。

上述觀察結果表明，練氣功促進消化液增加，為氣功治療消化系統疾病提供了生理基礎。

(五)氣功對內分泌系統的效應

氣功對內分泌系統的效應，有學者曾對支氣管哮喘患者氣功治療前後尿中的中性十七—酮類固醇（簡寫為「十七—KS」）的含量進行了測定。氣功治療前患者二十四小時尿中的十七—KS含量普遍下降，病情愈嚴重者，含量愈低，說明支氣管哮喘病人的腎上腺皮質機能低下。十例腎陽虛偏重型患者在兩週內練功效果良好的情況下，尿中十七—KS值明顯上升。具體表現為：初練氣功三—五天，尿中十七—KS值上升二十%左右，療程結束時，絕大多數病人的尿十七—KS值超過原值四十%左右，由練功前低於正常水平提高到正常範圍內。最顯著的一例在練功後尿十七—KS值為一百二十毫克，為練功前的一四四%。

在正常機體中，大腦皮層對下丘腦——垂體——腎上腺皮質反應系統起著抑制性的調節作用。氣功入靜則使支氣管哮喘患者的皮層與皮層下中樞的病理性聯繫受到暫時阻抑，因而使腎上腺質激素分泌增加。此外，練氣功中的腹式呼吸對內臟有良好的按摩作用，可以加快腎上腺皮質激素的分泌。

以上各例生理指標效應測定結果，從另一個角度說明了氣功療法的現代科學基礎。

由上可知：1.氣功外氣是有物質基礎的，它有紅外、電磁波、次聲波、靜電、激光效應以及對無心理現象的微生物、對無生命的液晶等產生作用，都說明外氣確實客觀存在，外氣確實對物體發生了作用，外氣治病可以伴隨有心理因素，但氣功治病決不是心理治療，更不是一種催眠術。這進一步證實了「萬物皆有氣」。

2.外氣治病的機理或道理，與上述探測到的一些物質效應及臨床效應有關，如次聲信息。就次聲波本質來說，它是一種頻率低於二十赫的聽不見的聲音，在大氣中傳播時具有衰耗小、傳播距離遠的特點。我們認為：氣功次聲不僅具有較大能量，而且能超距力作用於人體的動脈或末梢循環，促使血液流動增快而致軀體運動的。這些實踐有力地說明氣功次聲是一種超距力且穿透力很強的物質。

3.氣功外氣與其它尚未完全搞清楚的物理效應有協同作用。氣功外氣作用於人體能有效地推動患者的血流增快，而導致軀體不自主的運動，也是氣功紅外效應作用的結果。紅外信息的作用，能使病變處的血管受熱而擴張，又加之氣功次聲信息、氣功磁場的作用，以克服病變血管腔中的阻塞，玫使血液通暢，繼而改善血液循環。再加上目前尚未完全搞清的氣功靜電、電磁、微粒流等協同作用，是氣功外氣治療疾病的科學依據。

總之，氣功的「氣」不是什麼玄虛或不可捉摸的東西，而是一種客觀存在的物質。所以，望同行們再接再厲，同心協力，為探索人類生命科學，為防病健身、益壽延年開闢新的途徑。

第二章

氣功療法的作用機理

氣功有疏通經絡、調和氣血的作用。中醫認為「氣」一般是指維持人體生命活動的基本物質，即指人體內臟腑、組織機能活動的動力。

《難經》曰：「氣者，人之根本也」。幾千年來，氣功作為防治疾病、鍛鍊身體的一種醫療體育保健方法，其作用機理分述於下。

第一節　扶正祛邪，強身健體

練氣功能使人體內抵抗力增強，俗稱「邪不可干」。中醫認為：體內抗力增加可以防止疾病的入侵。抗力增強起到扶正祛邪的作用。比如在流感的季節裡，為何有人易得上感，有的不得上感？經常堅持體育活動及練氣功的人臉色比較紅潤，體格健壯，身體素質好，冬天不怕冷，夏天不怕熱，很少生病；相反，那些不常參加體育活動的人，怕冷怕熱，又易生病，這是因為前者體質強，後者體質弱。

按中醫的觀點：前者體內正氣足，後者體內正氣不足。中醫的「正氣」為本的論點認為：「邪之所湊，其氣必虛。正氣存內，邪不可干」（正氣指人體抵抗疾病的能力，邪氣指各種致病因素）。

總之，疾病的發生不僅取決於病邪，而且也取決於人體抗病邪的能力。練氣功所以能夠防治疾病，主要是氣功能扶正祛邪，增強體質，提高人體抵抗病邪的能力。中國醫學認為：「氣為血之帥，氣行則血行，氣血淤阻，病由之生，氣血通則百病自癒」。《難經・八難》指出：「氣者人之根本也」。這裡所謂的氣，包括宇宙中的天地之氣和人體中的先天之氣（元氣）及後天之氣（水穀之氣）。概括為兩個含義：

一是指構成人體和維持人體生命活動的精微物質，如水穀之氣，呼吸之氣等等。

二是指臟腑組織的生理機能，如臟腑之氣，經絡之氣等等。

但二者都是互相聯繫的，前者是後者的物質基礎，後者是前者的功能表現。元氣循經絡系統運行至全身的內屬臟腑、外絡肢節，溫養肋內臟腑，潤澤筋骨皮毛，司降開潤，密腠理而禦外邪，因而是人體生命活動的根本動力。

古老的氣功著重練「氣」來強身治病，據此提出了「扶正祛邪」為防病治病的指導思想和臨床氣功的根據。例如：在綜合治療癌症時，現代醫學採用的治療手段是手術、放療、化療等。這些治療需要有較好的體質才能承受得住。氣功鍛鍊正能起到增強體質的「扶正」作用。

所以有的癌症患者，堅持自我練氣功後體質增強了，經得住放療、化療和大劑量治療，使腫瘤縮小甚至消失。我們認為，這並不是氣功殺死癌細胞，而是通過練習氣功後，人體免疫力增強了，通過扶正，協助祛邪以健身。

第二節 疏通經絡，調和氣血

經絡分經脈和絡脈。經有絡經的意思，經脈走經絡系統的縱行幹線。絡有網絡的意思，絡脈是經脈的分支，縱橫交錯，網絡全身，無處不至。經絡是運行全身氣血、聯絡臟腑肢節、溝通上下內外、調節體內各部分的通路。

經絡遍布全身，其有規律性的循行和錯綜複雜的聯絡交會，把人身的五藏六腑、四肢百骸、五官九竅、皮肉筋脈等組織器官構成一個有機的統一整體。《靈樞經脈篇》說：「經脈者，所以決死生，處百病，調虛實不可不通」。

李時珍在《奇經八脈考》中也說過「內景隧道（經絡），惟返觀者能照察之」，指的是練功與經絡有密切聯繫，練功者往往會出現手足或身體某些部位有酸、痳、脹熱等感覺。或在一定練功階段感到氣在任督二脈之行周轉循環，並伴有熱流的運轉感覺，這種感覺和針刺「得氣」時出現的感傳一樣。外氣功導引或氣功點穴也有同樣感傳，這種感傳現象，在氣功理論上稱之為「內氣運行」。

當內氣充足時，可由身體某一部位向體外發放出「外氣」。總之，不管是內氣運行，或是內氣外放，它總是循經絡運行通線而行，中國醫學認為「痛則不通，通則不痛」。根據這一理論，練氣功能夠疏通經絡，消除疼痛，增進健康。

練氣功在疏通經絡的基礎上有調和氣血的作用，其標誌之一是皮膚溫度增高。國內外很多學者通過科學實驗，用半導體測溫計測出練功有素人員的意守部位的皮膚溫度升高，經儀器測定到氣功師發功部位的溫度可升高攝氏二到三度，在停功二十分鐘以後才開始逐漸下降到功前水平。

我們在有關科研單位的協助下，同樣觀察到上述溫度上升的情況。人在鍛鍊氣功時血管舒張、血管容積增大；磷吸收率加快，血管的通透性也明顯地改善，末梢血流量增加；血漿內的多巴胺和β—羥化酶的活性降低，嗜酸性細胞有所增加，紅細胞和血紅蛋白有所增長，白細胞吞噬作用提高，血漿皮質素分泌量減少一半（五十％）。所有上述血管系統和血液成分的良好變化，說明練氣功能疏通經絡，調和氣血，達到防病治病之目的。

第三節　提高鬆弛效應，消除緊張狀態

用心理學的觀點分析，人們的健康與精神緊張有密切的聯繫。幾千年前《黃帝內經》就曾指出：怒傷肝、喜傷心、憂傷脾、悲傷肺、恐傷腎等，說明古人已觀察到了精神緊張有害於健康。許多現代科學家經實驗證明，緊張狀態可影響一些生理指標，如環境的壓力，使機

體在行為上不得不連續調整而導致所謂的「應激反應」，這時可以出現腎上腺素分泌增多，呼吸心跳加快，血壓增高，血糖增多。練氣功可以緩解這些反應。

美國學者通過研究觀察到，氣功訓練可使人處於一種「鬆弛反應」狀態，它使交感神經系統的興奮性減弱，其目的讓大腦和肌體得到休息和恢復。斯特恩和德羅的研究進一步指出：氣功訓練又使血漿多巴胺和β—羥化酶活性下降，腎素活性減弱。這表示血管緊張素分泌減少，因而血管緊張程度緩解，血壓下降。

另外，練氣功後可促使中樞神經介質和內分泌發生變化。

據瑞士瑪赫瑞希研究大學報導，練氣功者體內的五—羥色胺代謝水平較正常人高二至三倍，血漿中催乳激素濃度提高。這意味著作為中樞神經介質的多巴胺活性降低，因而在練功後會感到輕鬆、安寧，緊張感消失。練氣功可以排除情緒的干擾，降低對外界刺激的反應，這樣可以使人體的生理、生化過程處於最優狀態，為機體休息、修復和調整提供有利條件，因此練氣功有助於放鬆機體、消除緊張，促進了身體的健康。

第四節　增強大腦機能，提高自我調節能力

人的精神情緒變化常伴隨腦電波頻率或波幅的變化，情緒激昂或憂慮時往往出現低幅快

波的腦電圖，情緒平靜時常常出現慢波的腦電圖。國內外學者曾用腦電圖觀察氣功對人體大腦皮層功能的有利作用。

據《氣功和腦科學》一文報導，通過實驗較明確地證明了在氣功作用下人腦產生了新的腦波時空結構，進入了一個新的狀態。在這種狀態下，有可能設想它對身體內部和外部世界的作用，同時還觀察到額葉腦波變化為左前額優勢S波的出現。有理由認為，氣功態中的意識作用，打通了額葉與下丘腦－垂體系（ＦＨＨ）系統，從而使人對身體內部過程的控制成為可能。

據學者們研究判斷，正常人在清醒狀態下記錄到的腦電圖是大量的高頻低幅波，且同步性差，而經常練氣功的人的腦電圖出現低頻波，波幅比正常人高二倍，同步性很好，練氣功者腦電圖與一般人清醒、閉目養神、睡眠時腦電波都不一樣，有其特殊類型，α波周期延長，波幅增高，頻率減低，在θ波出現的同時，仍然存在著α波擴散。

所有這些變化，說明大腦抑制程度強，依靠這種抑制過程，有利於大腦皮層機能活動與維持人體陰陽動態平衡，進而使那些由於緊張興奮，而致機能紊亂的大腦皮層機能得到康復。大腦皮層機能得到加強後，可以提高植物神經的協調功能。

我們在臨床氣功實踐過程中觀察到，練氣功使交感中樞處於安靜抑制狀態，這有利於慢性病的治療。

正常人體內維持著動態相對平衡，是靠人體內交感神經和副交感神經，總稱植物性神經系統的調節。在患某些疾病或應激性異常反應時，交感神經興奮過高，表現為心率加快，血壓增高，腸胃蠕動減弱。堅持練氣功可以逐漸改變這種異常的反應，能改善交感和副交感神經的協調作用。

國內有人證實，高血壓病患者練功時，血漿內的多巴胺β羥化酶的活性降低，這是交感神經興奮性減弱的一個表現。據國外報導，練功時人體的肌電、心電活動，心率和呼吸頻率等均有所降低，說明交感神經反應減弱，副交感神經興奮相對增強。練功的上述效應，有利於提高自我協調能力。

第五節 提高「儲能」能力，降低基礎代謝

用生理學觀點來看，呼吸機能加強、交感神經興奮、骨骼肌處於緊張狀態，是人體內應激環境異常變化時的反應形式。這種反應形式稱為耗能性反應。在這種反應過程中，耗能量趨向於增加。呼吸抑制、交感神經抑制、骨骼肌處於放鬆狀態，則是人體進入安靜休養的一定反應形式，這種反應形式稱為儲能性反應。

在這種反應中，耗能趨向於減少。練氣功時首先強調在意識主動控制下，達到思想安靜

、身體鬆弛、呼吸柔和。這有利於儲能性反應。

例如，練坐功和臥功時，身體的耗氧量減少，比練功前減少三十%左右，能量代謝也減少（比練功前減少二十%），甚至低於深度睡眠時，呼吸頻率和每分鐘的通氣量也減少。據心理學家華萊士測量，平常人們熟睡時耗氧量比清醒狀態時降低百分之十（十%），練氣功時耗氧量下降百分之三十四（三十四%），熵的增加率變慢（熵的增加率大於排出熵流量的物體衰老的標誌）。

最近印度氣功師斯瓦米宣稱他可使自己睡在棺材裡淺埋地下處於冬眠狀態七天之久。這表明，氣功鍛鍊可使人在腦功能提高的同時，也可降低基礎代謝，使人體總消耗下降、儲能能力提高。有人認為其原因是生物等離子的復合作用。

在練功過程中，由於生物等離子復合過程放出能量，相對地減少機體組織的能量消耗，呈現「儲能性」，使機體重新積蓄能量，保證身體健康和基礎能量。

第六節　發揮潛力，加強自我控制

人體內潛力發揮，要靠人們進行自我調節、自我控制及進行體育活動與氣功鍛鍊來達到。按中醫觀點，養生與鍛鍊的目的就是使人體內氣（元氣）更加充足，「正氣存內，邪不可干」，通過練功後人體抵抗力增強，人的精力充沛，就能更好的為建設而工作。

據許多實驗證明，人體有很多潛力尚未很好發揮：人的大腦神經細胞約一四〇億個，而常運用的只有十幾億個，八十—九十%的神經細胞尚未很好發揮作用；人體內的毛細血管也有不少經常處於未發揮作用的狀態；人的肺泡約有七億五千萬個，但經常使用的也只不過是一部分。

練習氣功後，腦電波發生明顯變化，肺活量明顯增大，血管容積明顯提高，有力地證明氣功鍛鍊能發揮人體潛力。

第三章

氣功鍛鍊的基本與原則

練功治病強身是我國傳統的醫療保健法之一。欲發揮這一古老健身術的功效，首先應以辨證唯物主義觀點為指導，採取古為今用方針，取其精華，去其糟粕、克服神秘觀點，排除不利因素。另外，還必須遵循氣功鍛鍊的基本要求，結合練功者的體質、病情辨證選功進行鍛鍊。無論採用哪一種練功方法，都必須遵循和掌握它的基本要求與原則。

第一節　氣功鍛鍊必須選擇好環境

凡長期堅持練功養生的氣功愛好者，應選擇一個好的環境。就此，我們採用現代生物、生理、物理學的觀點，將有關練功中的空氣作用、光線作用、顏色作用、聲音作用等論述如下。

一、練功中的空氣作用問題

練功中到空氣新鮮的地方，使人感覺精神爽快，心情舒暢。這是什麼原因呢？因為那裡的空氣含有豐富的負氧離子。在自然空氣中氧存在著三種狀態，即中性氧，帶負電荷的氧和帶正電荷的氧。負氧離子就是指帶負電荷的氧。空氣是由氮、氧、二氧化碳和蒸氣、惰性氣體等不同分子組成的。在正常情況下，這些氣體分子所帶的正負電荷相等，從電的性能上看是顯中性的。但是，由於宇宙射線、陽光中紫外線及地球上微量放射元素鈕、鐳等的輻射，以及雷、雨、電作用，不斷地使空氣電離，使其中一部分分子中的電子脫離分子束縛，形成自由電子和正離子。因為氧對電子有較高的親合力，所以能量較低的電子絕大部分被氧俘獲，形成了負氧離子。

負氧離子在醫療衛生保健方面也起著很重要的作用。科學試驗證明：負氧離子經吸氣進入呼吸道，經呼吸道進入肺，並能透過肺泡上皮層進入血液循環，隨著血液循環到達全身各組織器官，通過直接刺激、神經反射和體液作用，對機體產生艮好的生理效應和醫療保健效應，從而預防和治療疾病。負氧離子對機體的作用是多方面的：

1.作用於神經系統。它能穿透血腦屏障進入腦脊液，直接作用於中樞神經系統，調節大腦皮層的功能，起到鎮靜、鎮痛和振奮精神等作用。

2.作用於呼吸系統。能解除支氣管平滑肌痙攣狀態，改善肺的換氣功能，增加氧的吸收量和二氧化碳排出量，增加肺活量，恢復鼻粘膜的分泌功能。

3.作用於血液系統。它能使血液中的紅細胞、網織紅細胞、血紅蛋白、血鐵、血鈣增加和血糖降低，膽固醇降低，血沉減慢。

4.作用於心血管循環系統。它能改善心臟功能和心肌營養不艮狀況，增加冠狀動脈血流量，降低血中五—羥色胺濃度、擴張周圍血管、降低血壓。

5.作用於網狀內皮系統。它能促進體內合成和儲存維生素，提高網狀內皮系統功能，提高免疫能力，增加抗病能力。此外，它還能直接作用於皮膚粘膜，促進創傷和燒傷癒合，又能降低肌體對組織胺敏感性，具有明顯脫敏止癢作用。

練功時，人體所需要的能量物質被氧化。從供能角度來說，氧氣供應越充足，能量供應越及時，人體活動能力越強。這對指揮調節大腦尤其重要，因為它代謝率很高，耗氧量很大，約占全身總耗氧量的二十％左右。據觀測，一克腦組織的耗氧量相當於二百克肌肉的耗氧量。如果氧氣供應不足，大腦的指揮能力就會明顯下降。可見，使機體獲得充足的氧氣，是提高練功效能、防止和減輕疲勞的重要條件。長期堅持練氣功者，要獲得充足的氧氣，就要選擇環境優美、綠化條件好的環境中進行鍛鍊。花草樹木能不斷吸收空氣中的二氧化碳（通過光合作用形成澱粉），釋放氧氣。

據報導，一棵大樹足以吸收一個人呼出的二氧化碳，並為其提供充足的氧氣。一公頃闊葉林一天能產生七三〇公斤氧氣，而一個正常成年人一天只需要〇·七五公斤氧氣。可見，自然界的綠色植物是取之不盡、用之不竭的氧氣源泉。在綠化條件好、空氣新鮮的環境場地練氣功，能使人攝取更多的氧氣，有助於延年益壽，保健強身。

選擇不同負離子濃度的環境練氣功，人的感覺也不同。空氣負離子濃度少的地方，如通風不好、人群多及空氣污染的地方，人們就感到胸悶、氣憋，而空氣負氧離子濃度高的地方，人們感到空氣清新，呼吸舒暢，頭腦清醒。有人把空氣中負氧離子稱為「空氣維生素」。田野、森林、海邊、山區、噴泉等通風好的地方空氣負離子濃度高，應盡可能選擇這些地方進行練功。

二、練氣功中的光線作用

在人們的日常生活中，每時每刻都與光線打交道。可以說人自出生之日起就與光線結下了不解之緣。光線不僅影響人的智力，而且影響人的練功效果。人在過強光線的照射下，腦細胞由於受到劣性刺激便產生頭暈目眩和煩躁不安的感覺。光線太弱，物體的輪廓不清，顏色不明，也會增加腦的負擔。因此，太強或太弱的光線都易引起大腦的疲勞，進而影響機體適應外界因素。

練功環境的光線選擇，一種是採用人工照明用燈光做光源。燈光的種類不同，對人體的影響也不同。日光燈輻射的光通量隨交流電的變化而變化，在五十赫交流電路中，每分鐘要閃爍六千次。肉眼感覺不出這種閃爍，但卻會引起大腦的疲勞。

白熾燈則沒有這一缺點，但日光燈的光線含有黃色和綠色，肉眼對這兩種顏色的光線較敏感，也較適應，白熾燈卻無這一優點。不論採用哪種燈光照明，都沒有用自然光好。因此，我們應盡可能在自然光充足的環境中進行氣功鍛鍊。

三、練功中的顏色作用

不同顏色的物體會給人以不同感覺。有的顏色悅目，使人產生愉快的感覺；有的顏色刺眼，使人產生煩躁的感覺；有的顏色熱烈，使人興奮；有的顏色柔和，使人安靜。探其原因，是由於各種顏色的波長不同。不同波長的顏色作用於大腦皮層，會引起不同的情緒反應。

顏色有暖色和冷色之分。暖色有紅色、橙黃，刺激性較強，能使大腦興奮；冷色有綠色、藍色、紫色，刺激性不太強，能使大腦相對安靜。

不同人對顏色有不同的感受和愛好。有人喜歡暖色，有人喜歡冷色。但是，就顏色的作用來說，不論哪一種色彩都不能和自然界各種植物所構成的顏色相比。自然界的顏色對大腦皮層是一種良好刺激，不僅能使大腦皮層處於適宜的興奮狀態，而且能使緊張的神經鬆弛下來。因此，應到樹木繁茂的公園、森林及行人稀少的地方進行練功。

四、練功中的聲音作用

人們在日常生活中，每時每刻都受到聲音的刺激，如沙沙的樹葉聲，嘩嘩的雨點聲，隆隆的雷聲，動物的吼叫聲，機器的轟鳴聲，人的歡聲笑語等等。可以說，聲音是給人體刺激最多的一種信號或一種信息。

悅耳的音樂、山谷的回音、啁啾的鳥語，能使人心情愉快，精神振奮，機能提高。刺耳的噪音、機器的轟鳴、高聲的怪叫，則使人煩躁不安、精力分散，機能下降。據報導，人能聽到最低聲音約一分貝，平和的呼吸聲、樹葉的擺動聲大約為十分貝，汩汩的水聲約二十分貝，輕輕的交談聲約為二十～三十分貝，柔和的輕音樂約為四十分貝，載重汽車的吼聲約為九十～一〇五分貝，噴氣發動機聲約為一五〇分貝。人們的大腦在思考問題時，環境的音響不宜超過二十分貝，否則會使精力分散，降低思維能力。六十分貝是使人感到煩惱的分界線，六十分貝以上的音響對腦的功能即有不良影響。實驗證明，過強的噪音能傷害人的神經系統，使腦發脹，注意力分散，思維能力下降，煩躁不安，甚至引起精神錯亂。有人對在九十五分貝環境中工作的二〇二人進行了調查，結果發現頭暈者占三十九％、失眠者占三十三％、頭痛和記憶力減退者占二十七％。長時間受一一五分貝以上強度的音響刺激，大腦功能便發生嚴重礙障。噪音達一六五分貝時，動物即會死亡，達一七五分貝時，人便會喪生。

因此，我們在練氣功時應選擇安靜和空氣新鮮的環境，這樣可以提高大腦的興奮性，啟迪靈感，提高練氣功的效能。

第二節　氣功鍛鍊必須遵循的原則

氣功是一種獨特的「自我養生鍛鍊方法」。它是通過意識為主導，用特定的方法進行自我鍛鍊，來達到調整人體內部的功能、增強體質、防病治病的目的。氣功與一般體育運動有所不同，它不是短期內身體的激烈運動，而是按練功的基本要求，循序漸進、慢慢地調整體位姿勢、呼吸、意念。要想練好氣功，必須遵循以下幾條基本原則：

一、體鬆心靜

練功時，首先身體必鬆，心神必靜。自然放鬆，要求頭正頸直，舌尖抵上腭，含胸拔背，身形隨意，求其自然。要使全身肌肉放鬆、關鍵部位放鬆，呼吸均勻有助於身體放鬆。練功時應全神貫注，心中無雜念。

「靜」——指練功時思想意識高度集中，排除一切雜念，首先是排除外界（環境）干擾，如聲音、光線的強刺激，力求做到自己內心安靜。初學氣功的人，難免心情煩躁，雜念干擾。這時不要急躁，要有信心樹立與疾病及衰老作鬥爭的意志。要相信練氣功有益，長期堅持必有效果。只有這樣才能耐心練功且易入靜。

二、控制意氣

練功時要把練意和練氣緊密結合，以意領氣，即用意念調整呼吸的節律、長短、粗細、快慢，最後將意隨氣循環運行於人體內。目前氣功種類繁多，練法也不同，但各種氣功都很注重調意和氣的緊密結合。

三、動靜兼練

氣功鍛鍊有靜功與動功之分。靜功偏於靜，也有動的成分，體內有動；動功偏於動，但有靜的成分，大腦入靜。有的學者認為「動則消耗，靜則補養」。我們練功實踐體會到，練氣功可以動靜功兼練，先靜後動，然後再靜為原則。年輕體強者以動功為主兼練靜功，年老體弱者以靜功為主兼練動功。

四、循序漸進

氣功鍛鍊是一種內家功夫，要循序漸進地練習，不能急於求成。要由易到難，逐步深入，不斷提高，長期堅持。

第三節　氣功鍛鍊要辨證選功

近年來，群衆性的練氣功活動廣泛開展。氣功臨床實踐和科研的發展，不斷給人類健康長壽帶來新的福音。實踐使我們認識到氣功的普及和臨床應用，必須採用辨證選功、對應施練的方法，嚴格掌握氣功的適應症和禁忌症，才能達到治療的效果。

一、辨病症選功（根據疾病和症狀的臨床特點選擇功法）

㈠神經衰弱：對抑制占優勢者，應選擇太極氣功十八勢、五禽戲、氣功八段錦、氣功六字訣等，以達到增強體質、改善中樞神經系統的功能。對興奮占優勢者，應選擇靜功調整大腦皮層的興奮與抑制的調節功能。

㈡失眠：在睡前選擇放鬆功、靜坐、站樁功、氣功六字訣等，達到鎮靜、改善睡眠的作用。

㈢頭痛：應選練靜坐功、閉目養神功、放鬆功、氣功六字訣，以消除疲勞，有緩解頭痛作用。

㈣冠心病：應選擇內養功、放鬆功、氣功六字訣、真氣運行法和行功等，以增加冠狀動脈的血液量，有增強心功能的作用。

㈤肺部疾患：應選擇練太極氣功十八勢、氣功六字訣和以調息為主的氣功。堅持氣功鍛鍊有增加和提高肺功能的作用。

㈥胃腸疾病：應選擇內養功、強壯功、氣功八段錦、真氣運行法等氣功，有促進胃腸蠕動、幫助消化吸收和促進下垂的內臟復位等作用。體弱消瘦者堅持鍛鍊療效顯著。

㈦腎病：應選擇氣功六字訣、真氣運行法、氣功八段錦，長久鍛鍊能收到強腎壯腰的效果。

㈧肝病：應選擇氣功六字訣、真氣運行法、運目功、行功和鶴翔樁氣功等，有加快肝臟血液循環，改善肝功能的作用。

㈨骨與關節病：應選擇練功十八法、保健二十式、太極拳、氣功八段錦、健美功、易筋經等，對預防骨質增生、增加肌力、改善關節活動功能都有較好的作用。

二、強身選功

㈠強身體質選功：使精力充沛，應選劉貴珍的內養功、少林樁功、氣功八段錦、五禽戲、保健二十式等，都具有提神壯體的作用。

㈡重體力者選功：選用易筋經、氣功八段錦、王子平的十三勢太保功，以增強人體對工作的適應力。

㈢腦力勞動者選功：應選擇強壯功、鬆靜功、氣功八段錦、太極拳、保健二十式等，有強身健腦的作用。

㈣學生課前選功：應選擇靜坐、放鬆意守法，這些方法能集中注意力，提高學習成績。

㈤運動員、部隊戰士選功：應選練易筋經、氣功八段錦、太極氣功十八勢、十三式太保氣功等。久練能增加激發力和爆發力。在比賽前，運動員應選擇放鬆功、意念功、靜坐功等，能消除臨賽前的緊張情緒。

㈥不同季節選練不同氣功：在炎熱的夏季高溫時，應選擇放鬆靜坐法、氣功六字訣等靜功為主，可使肌肉放鬆，降低物質代謝，有助於機體對高溫的適應能力。在寒冷的冬季，應選擇練動功，如氣功八段錦、保健二十式、鶴翔樁、五禽戲、大雁功等，加快人體代謝過程，促進血液，疏通全身經絡，使氣血通暢，提高機體耐寒力，有抗病袪邪的作用。

第四節　氣功鍛鍊中的注意事項及禁忌症

一、練功前須排便，禁止一切事務活動。

二、空腹或飯後，不能立即練功。

三、凡練功中及練功後出現的頭痛、頭昏、頭沉重的症狀，多由於呼吸過度用力、急於求成或情緒波動而引起，應暫停練功。

四、嚴重疾病：如高燒、休克、外傷、感染等應禁止練功活動，待病情緩解後再進行練功。

五、練功中感到功法太繁瑣、難度大、不易練，練功後又感到不適者，不宜繼續練該功法。

六、練功中，意念過於集中和精神過於緊張，不能入靜者，應暫停練功，以免出偏差。

七、婦科疾病，如月經過多，懷孕期間禁止練動功和深度腹式呼吸法。

八、植物神經紊亂、精神情緒控制不佳者，禁止練氣功。

九、患傳染病或道德行為不健康者，禁止與他人在一起練功。

十、練功治療疾病期間，減少或禁止房事活動，以免喪失元氣，影響練功效果。

第四章

氣功的功理功法

氣功是一門古老的養生術，起源很早。有人認為在大約一萬年前的新石器時期就開始萌芽，因為天然習靜，乃動物之本能。人在勞動之後，自然會坐下或躺下休息、靜養一會，在靜中感覺到舒適，消除了疲勞。於是人們逐漸便有意識地靜養休息。經過若干年的實踐，到了春秋戰國時代，對氣功就形成了文字的總結。此時，不僅有成套的練氣功方法，而且出現各種學派，當時就有道家、儒家、醫學家、武術家等各派。

東漢末年，佛教從印度傳入我國，也帶來了一個新的氣功學派。佛教的「瑜伽術」、「禪」就是氣功。由於歷代統治者對儒、釋（佛）、道三家的重視，各成宗教，因而氣功也形成三大派別。

醫家的氣功多從道家來，所以基本上屬於道家學派。醫家說氣功始於《黃帝內經》，如《上古天真論》說：「呼吸精氣，獨立守神」，「恬淡虛無，真氣從之」就是談的練氣功的訣竅，而且指出練氣功可以長壽，「能壽敝天地，無有終日」。道家的第一部書老子《道德經》上寫道：「谷神不死，是謂無牝，無牝之門，是謂天地根，綿綿若存，用之不勤（窮）。致虛極，守靜篤，萬物並作，吾以觀真復」。道家的另一部經典《莊子》更明確地記載了練氣功的情景及作用，如《刻意篇》載：「吹呵呼吸，吐故納新，熊經鳥伸，為壽而已。此導引之士，養形之人，彭祖壽考者之所好也。」可見《內經》與《道德經》關於氣功的論述頗多吻合，所以人們稱為「黃老之學」。道家稱練氣功為「修道」，又稱「玄功」、「坐功」

、「道功」、「煉丹」等，謂之「修心練性」的養生之道。

儒家言氣功最早的書是《尙書》。《尙書·大禹謨》說：「人心惟危，道心惟微，惟精惟一，允執厥中」，這便是所謂氣功「十六字心訣」。此外，《四書·大學》「知止而後能定，定而後能靜，靜而後能安，安而後能慮，慮而後能得」以及《孟子》「吾善養吾浩然之氣」，都是論氣功精要的。歷史上許多著名的文人學士、詩人都是氣功的愛好者，如李白、白居易、蘇東坡、陸游、王陽明等。白居易還把氣功的情景和體會寫成了著名的詩篇：「負宣閉月座，和氣生肌膚，初似飲醇醪，又如蟄若旁，外融爲骸暢，中適一念無，曠至妄所存，心與虛俱無。」蘇東坡搜集了前人練功的方法加上自己的體驗，寫成了《養生說》等專著。

釋家的氣功叫「禪」，梵語的「禪」就是「深思」、「靜慮」之意。佛家的宗派也很多，修練的方法不一，大的派別有三宗：禪宗、天台宗、密宗。一般和尙練的以禪宗爲多，所以和尙的寢室叫「禪房」，練功叫「參禪」、「打坐」。有所謂四禪，即初禪念住，二禪息住，三禪脈住，四禪寂滅。據說練功好的可以數日至數月不食，不下座，可以使呼吸達到「息無出入」，脈搏達到「六脈俱無」的上臻境界。

一九五七年、一九八○年在《知識就是力量》雜誌上就介紹有人能達到這個境界，摒棄宗教的唯心迷信成份，他們所練的氣功是有一定科學道理的。

一般民間練的氣功更是種類繁多。北京東方氣功表演團表演的袁氏氣功「力托雙噸」、

「頭撞石碑」，是氣功中的「硬功」。我們院近年來所開展的用手掌「導引」、「按摩」、「點穴」，為病人治病，並不接觸病人，而是隔開相當距離。病人有熱脹或氣流感、針刺及沉重感等。當氣功導引、按摩治療停止時，病人這種感覺也慢慢消失了，病症也隨之而癒或減輕。這有如神話一般，人們覺得神秘不解，就把氣功醫師的手掌稱為「魔掌」。

這是屬於能發放「外氣」的氣功，也是醫療氣功的一種。還有一種「靜功」，就是我們通稱的氣功。「靜功」又分很多種，如鬆靜功、強身功、養身功等。

練氣功為何能防病治病、健體延壽？中醫認為人體是「形」、「神」統一的有機整體，精神對人體有著巨大的作用。練氣功是運用「內向性」的鍛鍊方法，即主動控制意識，達到掌握自身的內在行動，調動和增強人體各部分的機能，激發人體固有的潛力，通過「自我調整」、「自我修復」和「自我建設」，對人體的機能活動起著改善的作用。「氣」並非是虛無縹渺的，現在用電子儀器測試到氣功師發放的「外氣」是一種遠紅外調制信息，並證實這種氣的確具有磁、電、光波、微粒流等物質特性，有人還認為它包含有某種信息密碼。

「內氣」同樣是一種物質，有人認為「內氣」的實質是以紅外線微波為主的電磁波。我們曾測得掌部和眼部發放的「外氣」是一種遠紅外調制信息、次聲波、磁波等。中國醫學認為，這種能量信息是人體內生的元氣或真氣。它是維持身體健康、預防疾病的重要因素，「正氣內存，邪莫能干」，也就是說，只要人體有正氣存在，元氣充沛，病邪就不能侵入。

氣功就是「內煉一口氣，外煉筋骨皮」，是鍛鍊元氣、增強體質的功夫。氣功一般包括有調身（姿勢）、調息（呼吸）、調心（意念）等三方面，相互影響、制約，練氣功必須掌握好這三大基本要領。

練氣功有平衡陰陽、調和氣血、流通經絡、協調臟腑的作用，所以能防病治病。實踐證明，練氣功對高血壓、神經衰弱、肝炎、胃潰瘍、便秘、慢性支氣管炎、肺結核、糖尿病、冠心病、慢性腰腿痛等多種老年性疾病有治療作用，有人還通過練氣功治癒了癌症或延長了存活的年限。

氣功最適合於年老、體弱、多病者鍛鍊，因為練習時肢體活動量不大，地點也便於選擇，方法又多簡易。練功時要注意做到：鬆靜自然（即肌肉放鬆，排除雜念）；意氣合一（即控制意念與調整呼吸相結合）；動靜結合（即靜中求動，先靜後動）；循序漸進（即由易而難，不急於求成）。同時還應注意以下幾點：

㈠練功前十五分鐘停止劇烈活動，並要排除大小便，做好練功準備。

㈡練功時如有呼吸不暢、煩躁不安，多由呼吸方法不當或雜念干擾所引起，應加以糾正。

㈢練功時或練功後發生頭痛、頭昏等症狀，也多由呼吸過於用力、思想波動所致，亦應加以糾正。

㈣練功後，不要匆忙站起，應先用兩手擦面，輕揉雙腿，然後緩緩站起，活動四肢。

㈤空腹時及飽食後，不宜馬上練功。在發燒、腹瀉、疲勞及重感冒時可暫停練功。

現將鬆靜功、強身功、養身功鍛鍊方法簡介如下。

第一節　鬆靜功

鬆靜動適用於治療一般慢性疾病的鍛鍊，比較簡單易行。

一、擺姿勢

取仰臥式（見圖4—1），高枕臥位，頭端正，肩、背部亦用巾褥墊住，兩臂舒展放在身旁，兩腿自然伸直，兩眼輕閉，口自然閉合，上下牙齒輕輕接觸，舌尖部慢慢自然貼於上腭。

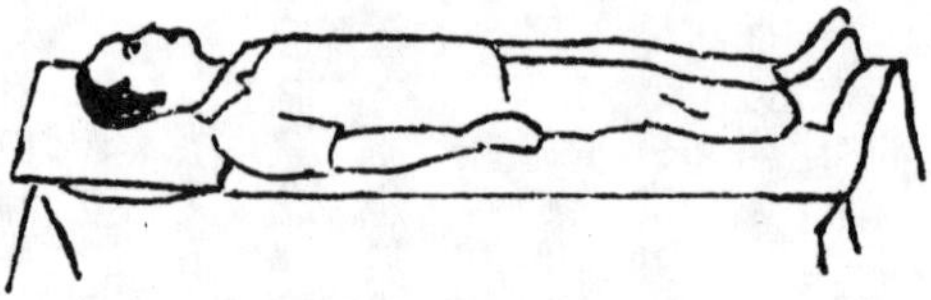

圖4-1　鬆靜功練法

二、呼吸法

自然呼吸，鼻吸鼻呼，基本上同平時呼吸的節律和深度，只要求呼吸調整得細（指呼吸出入聽不到聲音）、匀（指快慢、深淺要調整得很均匀）、穩（指不侷促、不結滯）。

三、入靜法

用默念字句法，吸氣時默想「靜」字，呼氣時默想「鬆」字，一邊默想「鬆」字，一邊有意識地放鬆身體某一部分，每次呼吸放鬆一個部位，依次放鬆頭、頸、臂、手、胸、腹、背、腰、臀、腿，最後放鬆足部。全身肌肉放鬆後，再默想使血管、神經、內臟都達到鬆靜。

四、收功法

練功完畢不要急於起來，要以腹部（氣海穴）為丹田，用一隻手掌心按在丹田處，另一掌心貼在那隻手背上，兩手同時以丹田為中心向右，由右向左，由小圈到大圈緩緩劃圈，以意領氣，隨手掌心與丹田運轉，左右各十五圈，到臍下停止，即收功。爾後可活動身體至感輕鬆時為宜，或慢步行走，勿重複練氣功。

五、適應症

適用於高血壓、冠心病、風濕性心臟病、肺心病、風濕性關節炎、慢性支氣管炎、肺氣腫、肺癌、支氣管哮喘、胃潰瘍、慢性胃炎、慢性腸炎、慢性胰腺炎、胃癌、食道癌、慢性腎炎、慢性肝炎、脂肪肝、腦動脈硬化、類風濕關節炎、神經官能症、神經衰弱等症。

六、禁忌症

精神分裂症、精神憂鬱症、高熱、大出血等。

七、練功次數和時間

依病情、體力而定，一般休養或住院，每天可練功三～四次，每次三十分鐘。在家半休或一邊工作、一邊養病，每天可練功一～二次，每次三十分鐘。氣功療程沒有一定標準，一般需較長期練習（二～三個月以上）才能見效。

第二節　強身功

強身功適用於治療神經衰弱、高血壓病、心臟病、肺氣腫等。它的特點是強調入靜，對呼吸的要求比較簡單。

一、擺姿勢

以平坐式為主，盤坐式或站式為輔，身體太弱者也可用臥式。

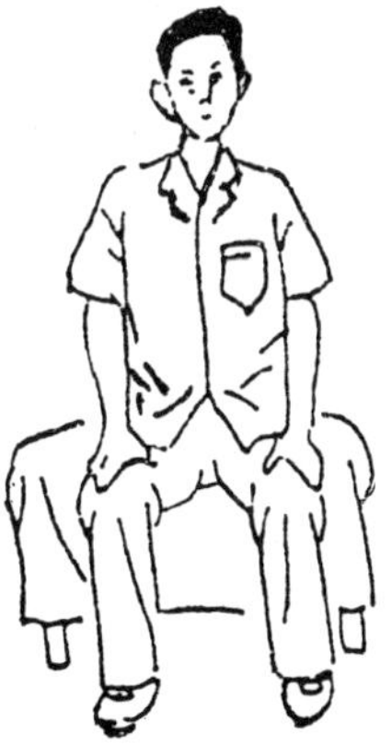

圖4-2　平坐式練法

㈠平坐式：

端坐在寬平的方凳上，兩足穩實著地，兩腿平分開，距離與肩同寬。膝關節屈成九十度，身體端正，大腿和軀幹亦成九十度，兩手掌面向下，輕鬆地放在大腿上，兩肘自然彎曲，頭端正，下頷微收，腰背正直，垂肩含胸，眼、口、舌要求與放鬆功相同（見圖4—2）。

㈡盤腿坐式：

取自然盤腿式。兩腿交叉盤起，兩足放在腿下，兩膝不著床塌，臀部稍向後突，穩坐於坐墊上；腰背正直，兩肩自然下垂，胸部含蓄（即垂肩含胸），頭端正，下頷微收；兩手互握置於臍下或小腹處，握法為兩手疊放、掌心向上，兩拇指交叉（或手呈合掌，如同科佛法）。眼、口、舌部要求與鬆靜功相同（見圖4—3）。

㈢站式：

以三圓式站樁最為實用，但只供體質一般尙好的人練習。練功時，兩腳分開與肩同寬，腳尖稍向內，兩膝微曲，腰直，胸平，兩臂抬起，手與胸平，肘比肩低，兩臂圓曲作抱大樹狀，兩手各指微曲作半握球狀（見圖4—4）。

二、呼吸法

分自然呼吸和腹式深呼吸兩種。

㈠自然呼吸：

用鼻自然呼吸，方法同鬆靜功。

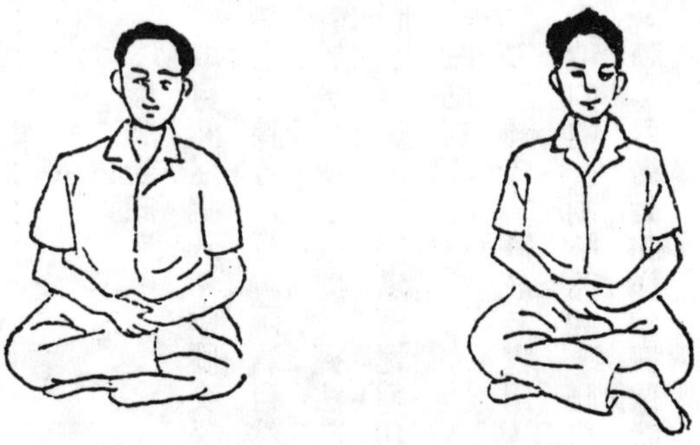

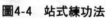

圖4-3　盤坐式練功法

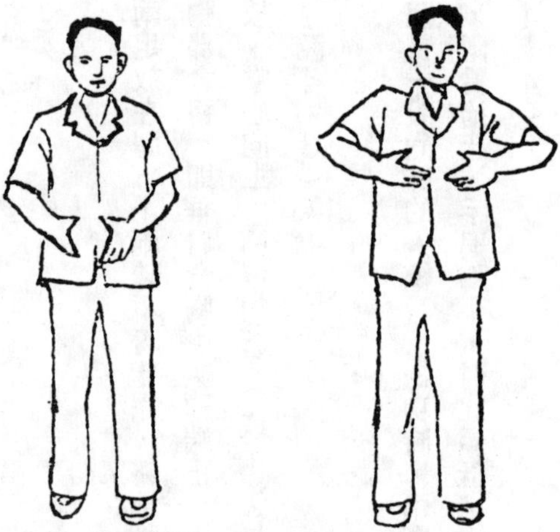

圖4-4　站式練功法

(二)腹式深呼吸：

吸氣時腹部自然隆起，呼氣時凹下。呼吸之間不間斷，逐漸加深，直至一分鐘呼吸六～八次左右，但須自然輕鬆，切勿鼓勁用力，勉強追求深長。

為了便於記憶，我們將強身功的練功步驟小結如下，以供參考：

強身功的練功步驟

階段	姿勢	呼吸	意識	練功次數和時間	要求
第一階段（第一週）	臥坐或平坐式	自然呼吸→稍深呼吸	數呼吸　隨呼吸	每天二～三次 每次十五～二十分鐘	1姿勢正確。 2呼吸細、勻、穩定，但留有潛力。 3注意排除雜念。
第二階段（第二～三週）	平坐式或盤腿坐式	自然深呼吸（腹式）	隨呼吸　意守小腹	每天二～三次 每次三十分鐘	1呼吸較深長，氣沈丹田。 2初步入靜。 3練功已成習慣。
第三階段（第四週以後）	坐式及站樁	自然深呼吸（腹式）	意守小腹	每天二～三次 每次三十～四十五分鐘	1呼吸做到細、深、長、慢、穩、悠、勻。 2完全入靜。 3症狀顯著好轉，對氣功有濃厚興趣。

三、入靜法

意守小腹部是強壯功的基本練法，初練時可先用數息法或隨息法引導，逐漸過渡到意守小腹部（或意守丹田法）。

㈠數息法：

練功時默數呼吸數次，一吸一呼為一次；從一數至十，周而復始；中間如有雜念干擾、忘記了數數，須從頭再數起。

㈡隨息法：

練功比數息法自然簡便，意念隨呼吸升降，毫不外逸。如有雜念干擾，應重新將意念收回來，放在呼吸的「運行」上。

㈢意守丹田法：

意守丹田法，是一切練功者必遵循之道也。其部位和方法，各家雖然不相同，但中丹田多指臍部下一・五—二寸處左右上下的地方。練功時隨意念引導沉入此處，隨意而守，似守非守，但用意切勿過分用力，思想上有雜念時一定要收回來，重新意守小腹丹田處。

其收功法，適應症、禁忌症和練功次數與時間同鬆靜功。

第三節　養身功

養身功適用於治療胃及十二指腸潰瘍病、肝炎、胃下垂、習慣性便秘、神經衰弱等疾病，它的練功特點是注重呼吸。

一、擺姿勢

以側臥式和平坐式為主，也可選擇用仰臥式。

㈠側臥式：

練功時，一般取右側臥位，頭略前彎，右臂在身旁屈曲，手放在枕頭上，離頭約二寸，掌心向上。左臂自然舒展，手放在髖部，掌心向下，兩腿自然彎屈，左腿放在右腿上；或不拘姿勢，以自然放鬆為原則，其它要求同前述（見圖4—5）。

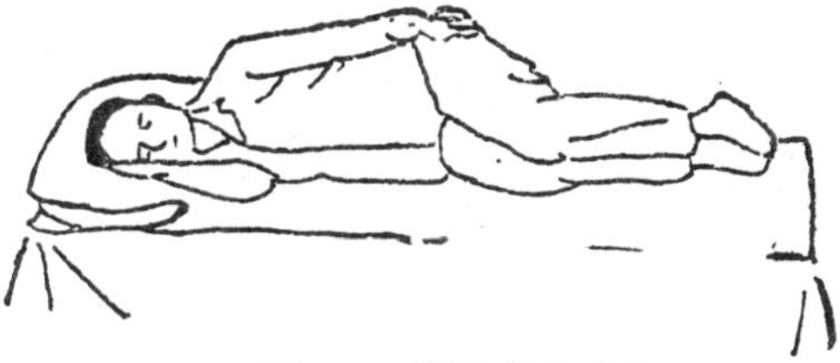

圖4-5　側臥式練功法

㈡仰臥式和平坐式：

仰臥式和平坐式要求同鬆靜功。

二、呼吸法

用停頓呼吸法，配合默念字句。鼻吸、鼻呼、腹式呼吸。每次呼吸之間稍作停頓，呼吸方式如下：

吸氣→呼氣→停頓、抬舌、默念→落舌→吸氣

停頓呼吸時，不要使勁閉氣，只是把意念集中在小腹丹田處，暫不呼吸；不要把氣閉在上腹部或喉頭。停頓的時間逐漸增長，以默念字句多少來控制。每秒鐘默念一個字，一般默念三—七個字，即停頓時間為三—七秒。默念的字句含有自我暗示的意義，例如，「安靜好」、「安靜放鬆好」、「安靜放鬆身體好」等。

停頓呼吸的生理作用尚待進一步研究，但從實踐看來，這種呼吸方式能較有效地使腹內壓產生周期性的明顯變動，活躍腹腔內血液循環，促進胃腸蠕動功能。

三、入靜法

用默念字句配合呼吸來集中注意力，思想放鬆，不讓雜念浮起，逐漸入靜。

其收功法、適應症、禁忌症均同鬆靜功，練功次數和時間，與強身功相同。

第四節　減肥健美功

肥胖病的起因有兩種，即內因和外因。內因引起的肥胖病也叫腦型或內分泌腺機能障礙型肥胖病，主要是由於腦下垂體、性腺、甲狀腺及腎上腺皮質功能改變所致。

另一種是由於進食過多，缺乏體育活動或體力勞動，長期坐著工作等所致。患有肥胖病的病人因攝取碳水化合物較正常人多，形成脂肪而蓄積於脂肪組織中，又很不容易變成糖元藏於肝臟和肌肉內，故肥胖病患者比健康人容易感到饑餓，也很難按規定的飲食量進食。

肥胖病患者，由於腹部脂肪增厚，行動不便，體力活動時往往會引起呼吸困難或造成血壓升高等。所以，對於肥胖病患者，在積極治療時，早期進行各種有利增強腹肌鍛鍊的運動，是減肥的關鍵。

本練功法可常進行腹肌練習，對腹腔內臟起按摩作用，從而改善胃腸血液循環和消化吸收功能，以達到減輕患者體重和增強心肺功能的有效目的。

練功時採用順乎自然、深吸慢呼的腹式呼吸法，注意呼吸隨意，以意領氣，心意相合等特點。早晨五—六點空腹練功，效果最佳。

下面分別介紹每式練功姿勢及作用：

一、腹式呼吸法

㈠練功姿勢：練功者可採用仰臥位，兩手分別放在胸、腹部，做緩慢呼吸動作。

㈡練功作用：主要可發展胸肋肌及膈肌。

㈢練功時間：每次為三—五分鐘（見圖4—6—1）。

二、雙腿直上抬法

㈠練功姿勢：練功者可採用仰臥位，雙腿伸直抬高，呼吸自然，意守丹田。

㈡練功作用：主要是增強腹部及髖部的肌肉力量。

㈢練功時間：每次為三—五分鐘（見圖4—6—2）。

三、仰臥起坐法

㈠練功姿勢：練功者可採用仰臥位，做起坐練習。體強者，可兩臂後屈，兩手抱枕部，做起坐運動，還可以做仰臥直角坐，手觸腳尖。體弱者可借物或人的助力壓按踝部起坐。呼吸隨起坐運動，意念守在湧泉和中丹田。

㈡練功作用：主要增強腹部肌肉力量。

㈢練功時間：每次為三—五分鐘（見圖4—6—3）。

四、屈雙膝挺腰法

㈠練功姿勢：練功者可採用仰臥位，兩臂屈肘或伸直腳跟靠近臀部，以兩腳掌、肘關節或肩頭部為支點，做挺腰動作，同時提肛，收腹吸氣，放鬆時呼氣。要求練功時配合呼吸，意守中丹田或後丹田。

㈡練功作用：有培補元氣和腎氣，以達到鍛鍊和增強腹部與腰背部肌肉的作用。

㈢練功時間：每次為三—五分鐘（見圖4—6—4）。

五、壓腹練功法

㈠練功姿勢：練功者可採用仰臥位，然後用雙手抱雙腿壓腹部。

㈡練功作用：主要是增強腹肌、擴充伸展腰肌作用。

㈢練功時間：每次為三—五分鐘（見圖4—6—5）。

六、蹬自行車練功法

㈠練功姿勢：練功者可採用仰臥位，兩腿懸空，膝關節屈曲做蹬自行車運動，呼吸隨運

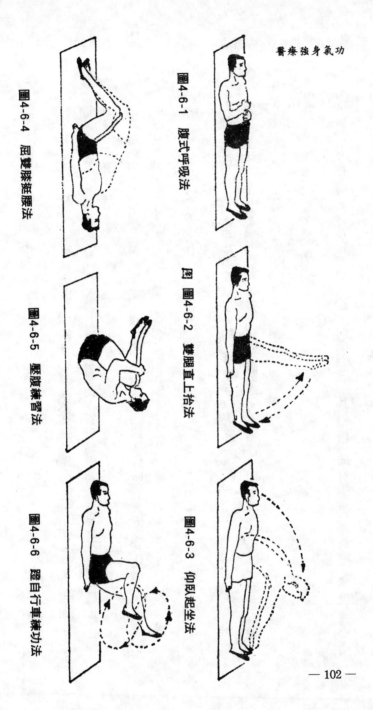

圖4-6-1　腹式呼吸法

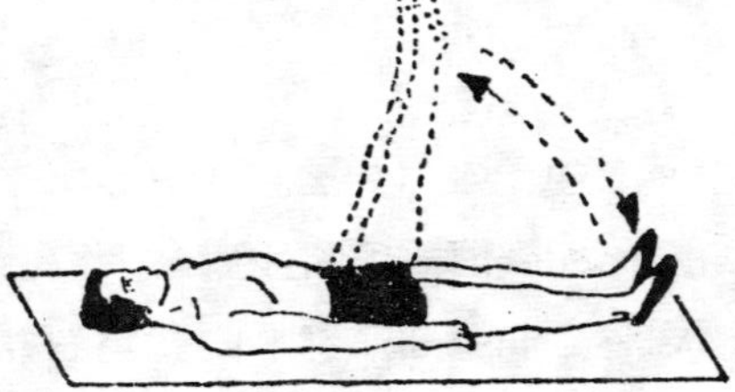

图 圖4-6-2　雙腿直上抬法

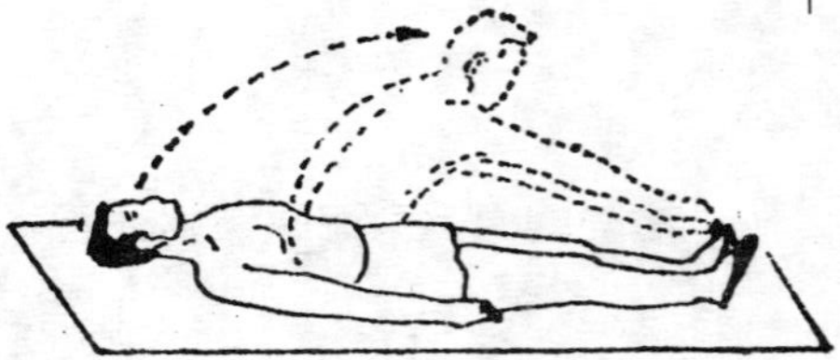

圖4-6-3　仰臥起坐法

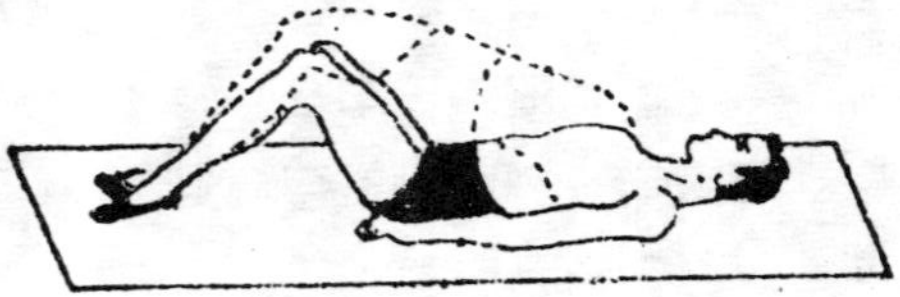

圖4-6-4　屈雙膝挺腰法

圖4-6-5　壓腹練習法

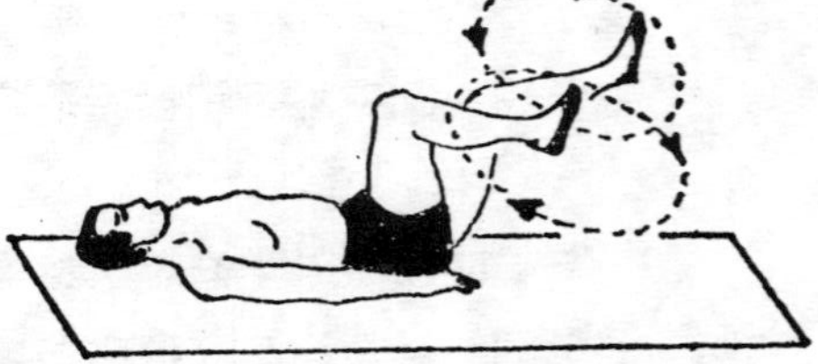

圖4-6-6　蹬自行車練功法

動進行，意念守丹田。

㈡練功作用：主要增強骼腰肌、腹肌及骨盆底肌的作用。

㈢練功時間：每次為三—五分鐘（見圖4—6—6）。

除上述六種減肥練功方法外，還可以配合一些體育活動，如慢跑步、游泳等，多做一些加強腹背運動和下肢運動，對增強腹肌、減輕體重也有很好的療效。

練功的次數、時間要因人因情況而定，也可選擇其中一式反覆練習。全套動作只要每日堅持進行一—二次，就會收到效果。但初練時，不宜過猛，以免有腹部酸痛感。當然，腹部酸痛也是正常現象，隨著鍛鍊時間的增多，循序漸進，疼痛會減輕，並收到減肥效果。

第五節　增視運目功

增視運目功，又稱為眼功。它是專門鍛鍊眼部、改善和提高視力、保護眼睛的一種保健療法。

一、練功要領

取站位或坐位均可。站位時，兩腳開立與肩同寬，兩手合於丹田（臍下氣海穴）；坐位

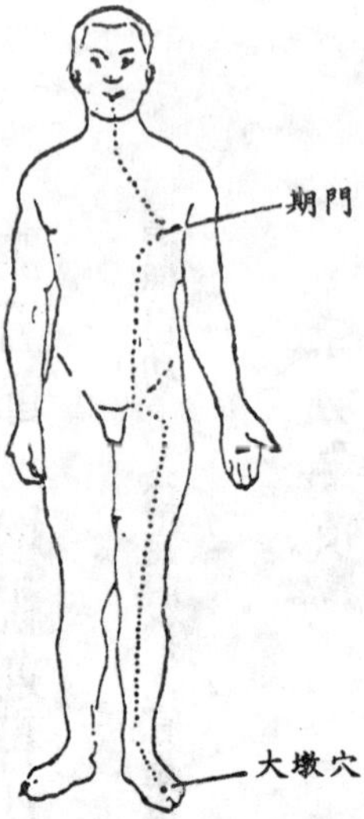

圖4-7　運經功

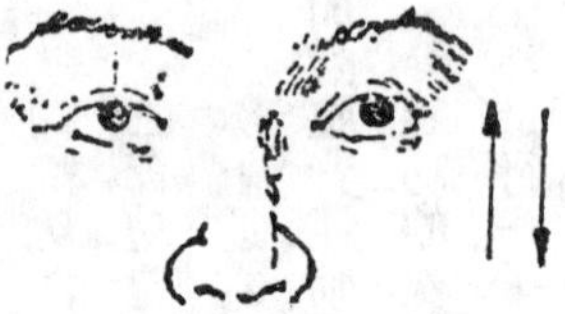

圖4-8　上下運視法

時，正坐兩手置胸，身鬆，腦靜；練功時由快到慢，氣血運行均勻無息。

二、練功方法

本功法分為：「運經功」、「運視功」、「運點功」、「運按功」四種練法。

㈠運經功：

指循肝經運氣袪病法，功勢與要領同前。閉目、鬆體，意念循肝經起於大敦穴（拇趾外側處），沿小腿、大腿內側入腹部上至期門穴，沿咽喉部上穿入雙眼部，睜開雙眼視前方數米外固定目標，意想除去眼內濁氣等。按此重複練習（見圖4—7）。

㈡運視功：

指沿眼周圍運視法，功勢要領同前。閉目、鬆體，意念集中，先閉目內視，雙眼再上下、左右、正視，然後先從左至右，後從右至左旋視等。按此重複練習（見圖4—8、4—9、4—10）。

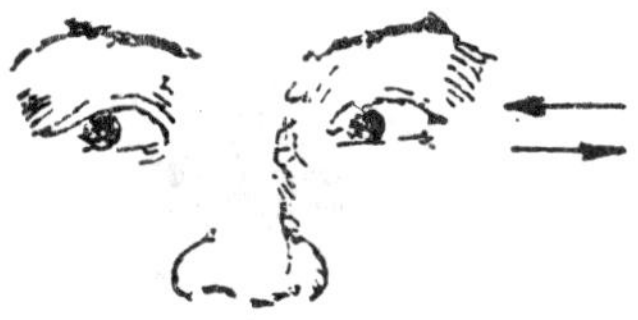

圖4-9　左右運視法

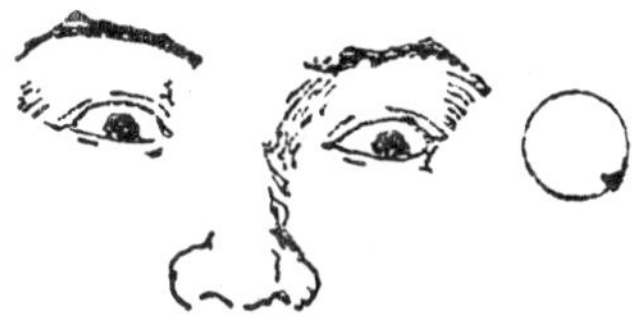

圖4-10　旋轉運視法

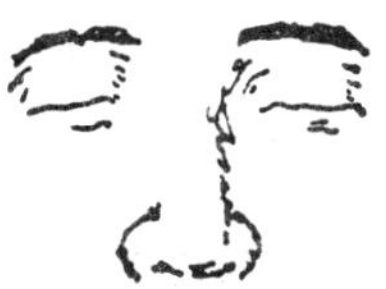

圖4-11　閉目內視法

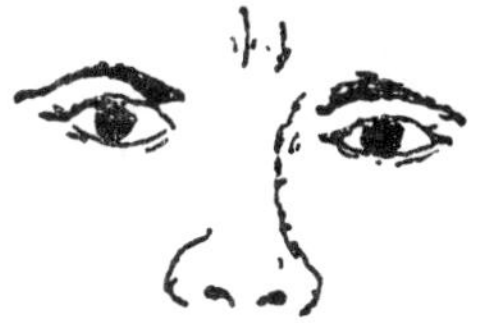

圖4-12　睜目虎視法

㈢運點功：

指運氣時選視某一定點的練法。功勢與要領同前。閉目、鬆體，意念集中，先遠望數公尺外的某一固定點（如樹木或花草），睜目虎視和閉目內視，爾後雙眼一睜一閉，如此重複進行即可（見圖4—11、4—12）。

㈣運按功：

運氣於指、以意點按眼部經穴之法。功勢與要領同前。閉目、鬆體，意念集中，意領氣於兩手劍指（食或中指）進行點按。氣從百會沿督脈、經神庭注入印堂穴（百會→神庭→印堂，見圖4—13），再沿雙眼周圍循穴進行，即沿印堂→攢竹→沿眉（魚腰）→絲竹空，眼角（瞳子髎）→球後→承泣→健明→睛明運按一周。先自左眼眉弓至右眼眉弓，反自右眶下運至左眶下，順逆方向各運按七圈（見圖4—14）。最後從百會→

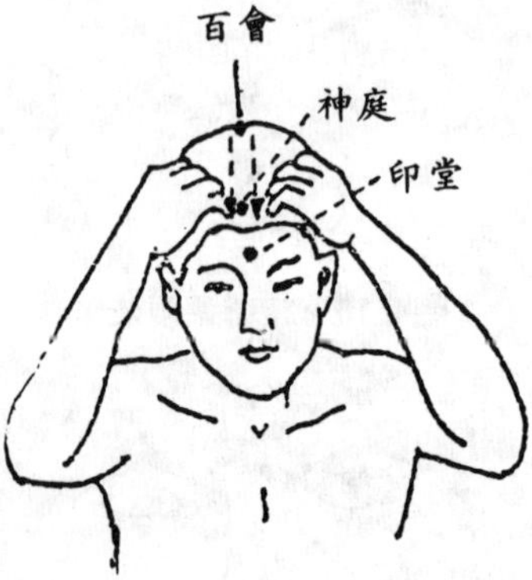

圖4-13　頭部運按法

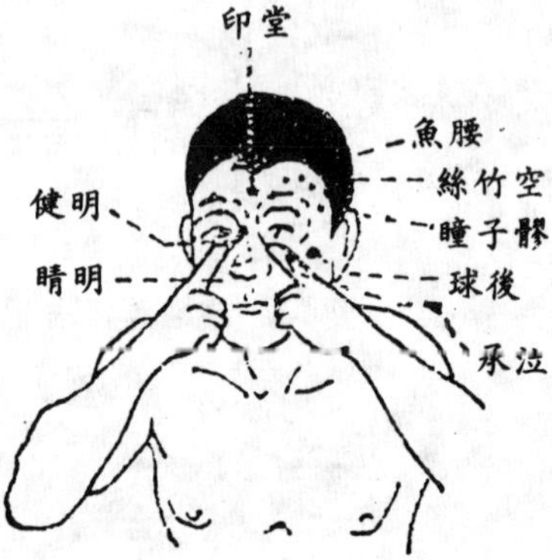

圖4-14　眼周運按法

印堂↓分循兩眉左右繞眼睛周圍，經睛明下至鼻旁兩迎香穴，會於人中。氣順前胸下至丹田。按此重複練習。

三、收式

雙手緩慢向前提起至肩平，屈肘，指尖相對，手心朝下，輕輕下按敷於體側，或合掌以右手壓左手（女性以左手壓右手）貼於小腹部丹田處（見圖4—15），閉目休息片刻即收功。

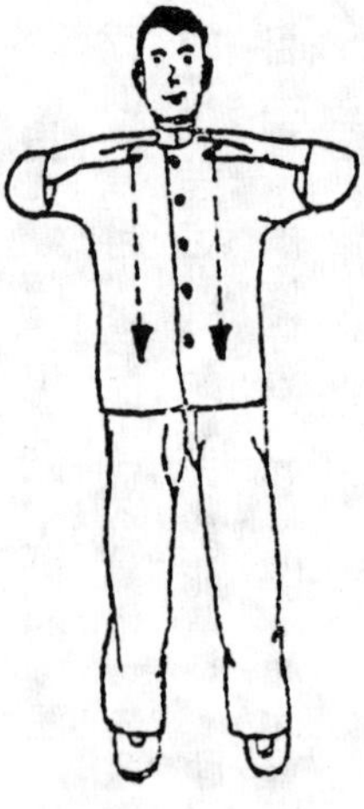

圖4-15　收式

四、意念與呼吸

通過調心入靜，自然呼吸，閉目平氣，展眉舒胸，睜眼時吸氣，閉眼時呼氣。意念與呼吸配合，協調進行練習。

五、適應症

本功法簡便，須持續鍛鍊一—二個月方能見效。其功效為改善眼功能，調節腦神經，糾正和提高青年人眼睛視力，對老年視力衰退、近視、弱視、散光、遠視等也有防治作用，並可健腦強身，對頭痛、神經衰弱、失眠、肝病等都有一定效果。

六、練功效應

㈠氣感反應：

練功時眼部周圍有熱及輕鬆感或開始時流淚等，皆屬練功後的正常現象。

㈡不良反應：

練功一—三周，如出現眼花或流淚等不適感覺時，應適當減少練功次數，切忌練功時用力過急，呼吸稍緩慢些再繼續練習。此外，隨著練功的進展，眼中會閃現出紅、黃、綠、藍、白、紫等各種光色（形如點或環）。這些都是正常的好現象，可順其自然。

七、功次與時間

上述功法，每式每次做七—二十一次，其十五—二十分鐘，每日做一—二次。

病例介紹：患者解××，女，十九歲，一九八三年七月經檢查診斷為雙眼近視。自覺雙眼視力下降二—三年，既往有臥床看書習慣，並有視物不清，讀書久時有眼部發脹和疲勞感覺。練功二個月後雙眼視力均提高〇•四以上，視物較前清楚，自覺眼部疲勞症狀消失。

第六節　氣功八段錦

氣功八段錦是用古代保健操八段錦加上氣功的調息（呼吸）及調心（意念）編組而成的。氣功八段錦的動作簡單，容易掌握；運動量可大可小；可因人因病選擇其全套、練其數節或反覆練其中的一節，都有健身和防治慢性病的效果。

氣功八段錦是一種動功，它具有氣功和保健運動兩方面的特點。其作用是：能增強四肢肌力，發展胸部肌肉，使人體健美；防治脊柱後突與側彎等不良姿勢；防治某些常見慢性病，如頸椎病、腰腿痛及腸胃痛等；堅持練功者還能健腦強身，延年益壽。

氣功八段錦可在早上或晚間，選擇空氣好、環境美的地方（如公園或樹林中）進行，每次可練十五—三十分鐘。

一、兩手托天理三焦

㈠預備姿勢：兩腳平行站立，兩臂自然下垂，目視前方。

㈡練功要領：兩臂緩緩自體側向上高舉，同時兩手手指交插翻掌成掌心向上，兩手指尖相對，兩肘用力挺直，兩掌如托天爭力。同時兩眼看手，挺胸收腹，展腰，然後兩手及臂從左右體側緩緩放下。上舉下落交替進行（圖4—16—①）。

㈢意念與呼吸法：以意領氣，升降開合，氣隨勢行。即在大腦意念的調節下，當兩手上舉，翻掌托天時進行吸氣；當兩手向兩側展開下落時進行呼氣，如此反覆進行。

㈣適應症與作用：適合於健美減肥，能防止駝背，增強胸部肌肉和擴大胸廓活動範圍，增強呼吸功能。並有改善脊柱功能，防治頸椎病、肩周炎、脊柱側彎等病症的作用。

二、左右開弓似射鵰

㈠預備姿勢：兩腳平行站立與肩同寬，兩臂自然下垂，目視前方。

㈡練功要領：左腳向左跨出一步，站成馬檔勢，上身正直，兩臂在胸前交叉，左臂在內

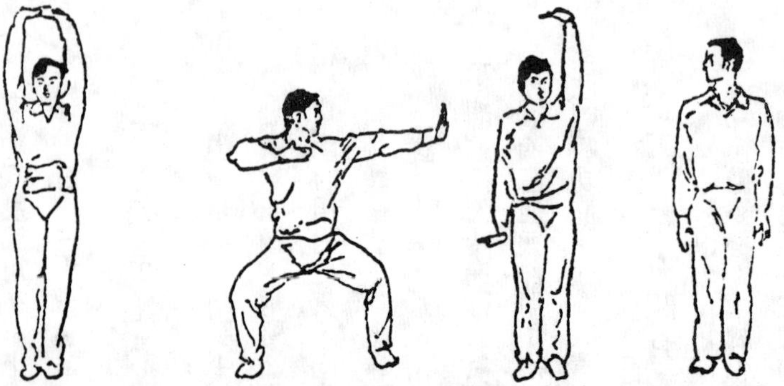

①　②　③　④

圖4-16

，右臂在外，手指張開。先右手往右推，同時左手變成爪形拳往左拉，如同拉弓勢，直至右臂伸直，左肘尖向左側挺，兩目視外推的右手。然後以同樣方法換左手往左側推手，右側拉弓。左右兩側交替進行（圖4—16—②）。

㈢意念與呼吸法：以意領氣至外推手，拉弓時吸氣，收回時呼氣。

㈣適應症與作用：主要防治頸肩部疾病、腰腿痛、髕骨軟化及骨質增生症。

三、調理脾胃需單舉

㈠預備姿勢：兩腳平行站立，兩臂自然下垂，目視前方。

㈡練功要領：右手翻掌從右側上舉，五指併攏，右臂用力挺直，掌心向上，指尖向左，同時左手掌心向下用力下按，指尖向前。再左手翻掌從左側上舉，五指併攏，左臂用力挺直，掌心向上，指尖向右，右手從右側落下，掌心下按，指尖向前。左右交替進行（圖4—16—③）。

㈢意念與呼吸法：以意領氣，隨勢運行，上舉手接陽氣，下按手沉濁氣。上舉下接時吸氣，兩臂回收時呼氣。

㈣適應症與作用：主要調節脾胃功能，防治消化系統疾病、肩部疾病、上肢無力等。

四、五勞七傷望後瞧

㈠預備姿勢：兩腳立正，頭頸正直，兩臂自然下垂，兩手掌心貼腿旁。

㈡練功要領：挺胸，兩肩稍向後引，同時頭慢慢向左轉，眼望後方，還原；再同樣向右側轉頭，向右瞧。左右交替進行（圖4—16—④）。

㈢意念與呼吸法：進行腹式呼吸，向後瞧時吸氣，還原時呼氣，意守丹田（臍下一·五寸氣海穴處）。

㈣適應症與作用：主要防治頸椎病。

五、搖頭擺尾去心火

㈠預備姿勢：雙腳分開相距約三腳長，屈膝成馬步站樁勢，兩手扶膝，虎口向裡，要求上體保持正直。

㈡練功要領：上體向左前俯深屈，頭隨之垂下，並向右側擺動搖頭，臀部略向左擺，然後復原成預備勢。接著上體向右前方前俯深屈，頭隨之垂下，並向左側擺動搖頭，同時臀部略向右擺，然後回至復原勢。左右交替進行（圖4—17—①）。

㈢意念與呼吸法：練功時集中思想意守丹田，呼吸順乎自然。

㈣適應症與作用：主要防治神經衰弱、煩躁易怒，有安神作用並改善腰及膝關節的運動功能。

六、兩手攀足固腎腰

㈠預備姿勢：鬆體直立，兩腳分開。

㈡練功要領：上體緩緩向前彎腰深屈，兩膝盡量保持伸直，同時兩臂下垂，兩手觸摸足趾，目視兩手。然後做腰部後伸動作，兩手隨之放於背後腎兪或命門穴上，上體逐漸後仰，以能站穩為宜。前俯後仰交替進行（圖4—17—②）。

㈢意念與呼吸法：以意領氣，隨兩手運行，腰前屈時呼氣，腰後仰時吸氣，意念隨吸氣將氣沉入後丹田，以壯腰強腎。

㈣適應症與作用：主要加強腰腎功能，適用於腰痛患者。

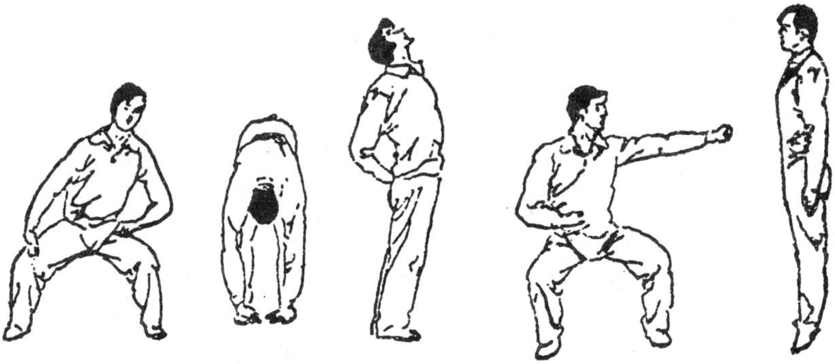

①　②　③　④

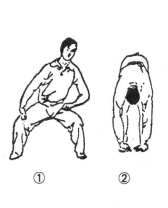

圖4-17

七、攢拳努目增氣力

㈠預備姿勢：兩腿開立，屈膝站成馬襠勢，兩手握拳放於腰旁，拳心向上。

㈡練功要領：右拳向前方緩緩用意擊出，拳心向下做伸拳運動。同時左拳用力緊握，左肘後挺。兩眼睜大向前虎視，然後將右拳收於腰旁。再將左拳向前緩緩用意擊出，同時右拳用力緊握，右肘後挺，兩眼虎視，還原。左右手交替進行（圖4—17—③）。

㈢意念與呼吸法：以意化力，擊拳時要用意增力。要求拳擊出時吸氣，收回時隨意呼氣，沉入中丹田，借以蓄氣促力。

㈣適應症與作用：防治頸、肩、腰部疾病，增強四肢及全身的氣力。

八、背後七顛百病消

㈠預備姿勢：鬆體直立，兩腳靠攏，兩手掌貼於大腿處。

㈡練功要領：挺胸腿直，頭用力上頂，同時腳跟儘量離地踮起。然後腳跟放下復原。踮起放下交替進行（圖4—17—④）。

㈢意念與呼吸法：以意領氣，氣隨勢行，頭上頂與足跟踮起時吸氣，足跟下落時呼氣。

㈣適應症與作用：主要用於調達全身經絡臟腑並改善其功能。練習時用意念向下導引，還可降血壓。

第七節　吐納健身功（六字訣）

吐納健身功（又稱袪病延年法和六字訣）是採用吐納補瀉法中的呼吸方法，按陰陽五行六字，運用呵、噓、呼、呬、吹、嘻六字，以不同呼吸方法進行補瀉，分別為心、肝、脾、肺、腎五臟與三焦及所屬經絡之不同病症。此法為歷代氣功家重視。本功法能合理選擇「辨證施治」，方法簡便，動作不複雜，易學易懂，貴在堅持，均見成效，熟悉要領，不易出偏。此法自古相傳至今，歷代練功家練法都不同。本法吸取了馬禮堂先生、李少波先生及各家之長處，結合自己練功的體會編練而成。吐納健身功共分六勢，每勢前加練預備式：自然站立（兩腳與肩同寬），兩膝微屈，小腹內收，提肛縮腎，頭微上頂，兩肩放鬆，全身體

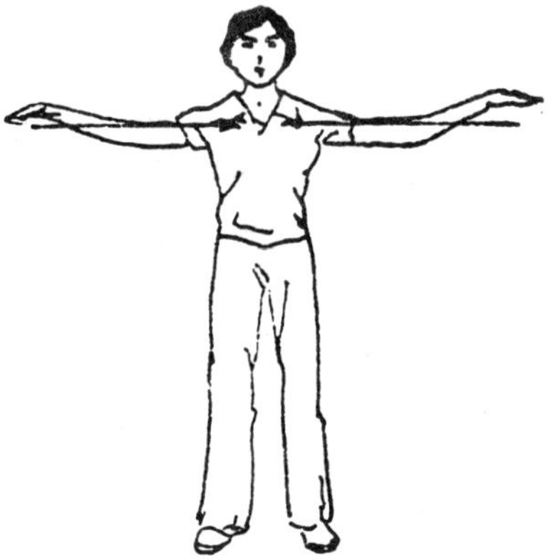
圖4-18-1

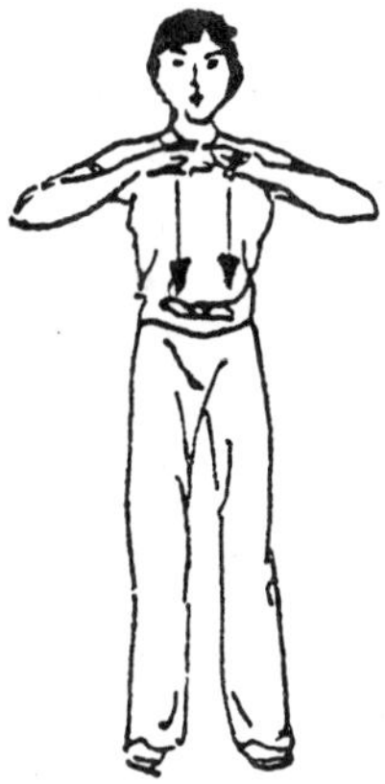
圖4-18-2

重落於兩腳之間。雙目內視或平視前方，口微閉，舌輕抵上腭。兩手放置體側，虛腋含胸，兩掌心向內。凝精化氣，氣息相隨，沉入丹田。

一、「呵」字功

預備式同前。按中醫觀點，心屬火，開竅於舌。練功時：

㈠口型：半張口，舌尖抵下顎，眼內視心臟。

㈡吐音：吐呵字音（喝）

㈢動作：兩手臂由體側抬起上行，與肩同高時翻掌，兩掌心向上，後合於前胸下按，同時開口吐「呵」字音（見圖4—18—1、4—18—2），重複上述動作六—九次，調息一—三次。

㈣循經運氣：引丹田氣，起於脾經隱白穴（足大趾），沿大腿內側上行與心經相接，經極泉，止於手小指的少衝穴；另一支連接於心包經、天池、內關，至手中指的中衝穴。

㈤適應症：適用於冠心病、心絞痛、心悸、心率不齊等症，達調息心火之目的，還可以治療神經衰弱、煩躁不安、咽腫痛、口渴等。

二、「噓」字功

預備式同前。中醫認為肝屬木，開竅於目。練功時：

㈠口型：上下唇微合，舌尖前伸觸牙齒。

㈡吐音：吐「噓」字音。吐音時，呼氣、提肛、縮腎、收腹，一口氣吐完。用鼻吸氣，再吐噓字音。強調練功時目瞪口呆，眼內視肝內，意領濁氣排除。

㈢動作：兩手重疊於臍下（丹田處），手放置方法男右手壓左手，女相反。兩手內外勞宮穴相疊，內勞宮按放丹田處（見圖4—18—3）。重複上述動作六—九次，調息一—三次。

㈣循經運氣：引丹田氣自肝經的大敦穴起（足大趾外側），沿下肢內側上行至乳頭下章門、期門穴，轉肺經中府、雲門、魚際終於少商穴（大拇指）；另一支自肝內上行，沿喉後側聯於眼球上行，出額部至坭丸宮或入腦。

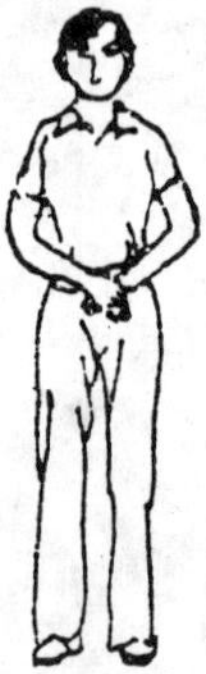

圖4-18-3

㈤適應症：適應於肝病、眼病；無肝、眼病者，練

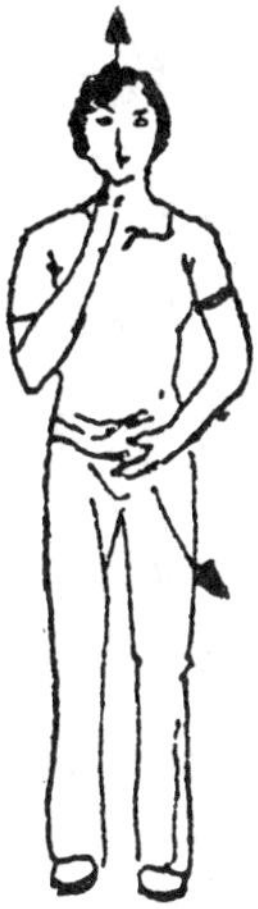
圖4-18-4

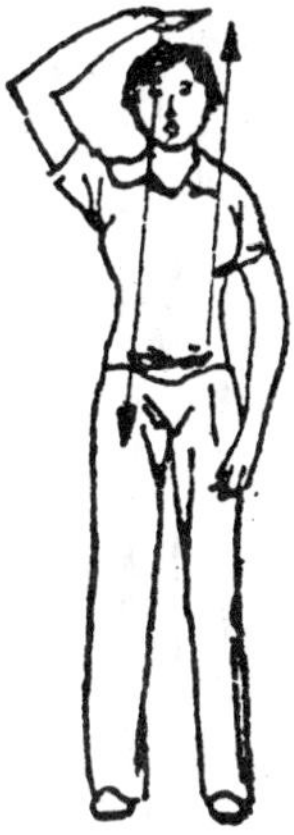
圖4-18-5

之能強肝和增加眼部功能。肝炎、肝硬化、肝區痛、眼散光、遠視、近視、子宮脫垂、月經不調、失眠、嘔吐、腎虛的患者，經過久練也能見效。

三、「呼」字功

預備式同前。中醫認為「脾屬土，開竅於舌」。練功時：

㈠口型：口如管狀，舌平放前伸。

㈡吐音：吐呼字音。

㈢動作：右手心向上舉至下頷翻掌，同時左手下按至左胯旁，收腹、提肛、縮腎。兩手在頷下進行左右交換時，隨吐音呼氣（見圖4—18—4、4—18—5）。重複上述動作六—九次，調息一—三次。

㈣循經運氣：引丹田氣由脾經的隱白穴起（足大趾甲內側）沿下肢內側上行，與心經相連至少衝穴止。

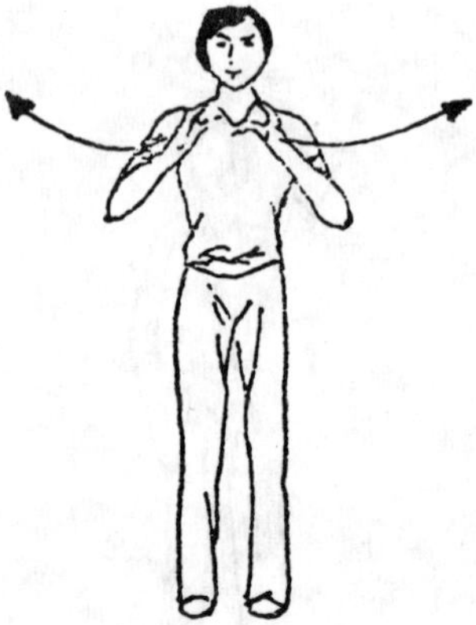

圖4-18-6

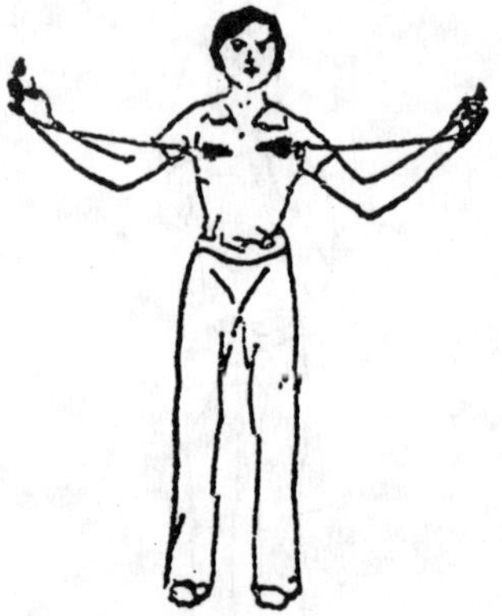

圖4-18-7

㈤適應症：能治脾胃病。無脾胃病者，久練能強其功能。對消化不良、內臟下垂、食慾不振、浮腫、四肢無力、便血、口臭、便不成形、下痢、腹痛症也有效果。

四、「呬」字功

預備式同時。按中醫觀點，肺屬金，開竅於鼻。練功時：

㈠口型：口唇微收，上下齒遇合，舌尖抵於牙齒縫。

㈡吐音：吐呬字音。

㈢動作：兩手緩慢升至胸前，隨讀呬字音兩臂外旋手心向前，然後兩臂向兩體側外展，呼氣隨吐音。兩手慢慢下落，隨吸氣時兩臂自體抬起，反掌手心向上（見圖4－18－6、4－18－7）。重複上述動作六－九次，調息一－三次。

㈣循經運氣：引丹田氣由肺經的中焦穴起（肺上）上行至咽喉部，側行於臂內側（中府、魚肌）下行至少

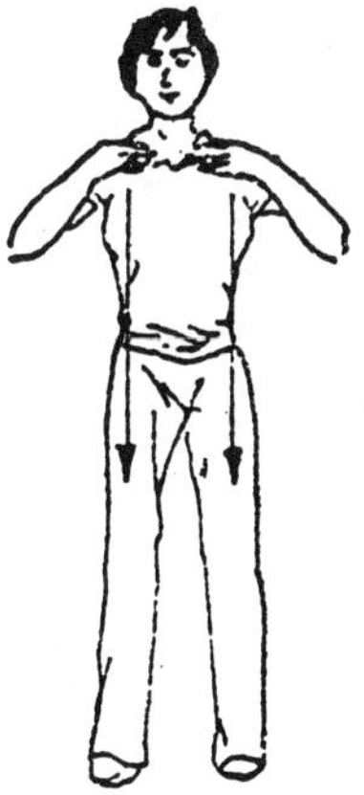

圖4-18-8

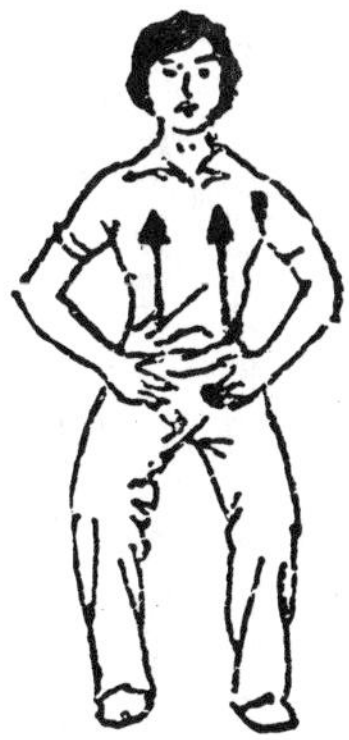

圖4-18-9

商穴。

㈤適應症：能治肺部疾病，能達強健肺功能之目的。對肺虛、發熱、咳嗽、肩臂疼、怕冷、氣短、傷風感冒及肺氣腫、肺癌等症，通過練功，均有一定的療效。

五、「吹」字功

預備式同前。中醫認為，「腎屬火，開竅於水」。

練功時：

㈠口型：口為半圓型，舌靠裡稍前伸。

㈡吐音：吐吹字音。

㈢動作：兩手按摩腎俞經腋下提至腹前，緩慢抬手和臂與肩同高，即口吐吹字音，雙手及臂呈環抱球狀自然下落（站或蹲時上身保持身體自然正直），隨膝關節屈曲下蹲作起蹲運動。呼氣時下蹲，兩手約到膝關節時開始吸氣，再隨吸氣身體站起來（見圖4—18—8、4—18—9）。重複上述動作六—九次，調息一—三次。

㈣循經運氣：引丹田氣從腎經的湧泉穴（腳心）沿下肢後內側上行入腎，後連接心包經由前臂內側至中指（止中衝穴）。

㈤適應症：用於治療腎氣虛、遺精、陽萎、腰腿痛、氣短心慌、惡夢、脫髮、牙齒鬆動、視力減退及腎癌等。同時還可調治婦科疾病女子帶下、月經不調等。月經期時，少做此功以防痛經和流血現象。

六、「嘻」字功

預備式同前。中醫認為：「三焦屬相火」。練功時：

㈠口型：兩唇微張，稍向裡收，舌平伸收縮。

㈡吐音：吐嘻字音。

㈢動作：兩手心向上托至頷下膻中穴處翻掌（胸窩部），隨即開始呼氣吐音，掌心向外上推至頭頂部（如有高血壓者應將兩手臂向前直推）。兩掌心由外向面部而緩緩下降，隨即吸氣，使掌順體前下降於體側（見圖4—18—10、4—18—11、4—18—12、4—18—13）。重複上述動作六—九次，調息一—三次。

㈣循經運氣：引丹田氣從膽經的竅陰穴起（第四趾）沿下肢外側上至肩與三焦經相連接；另一支沿臂外側至關衝穴止（第四指）。

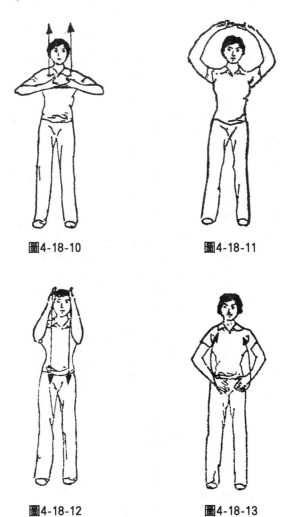

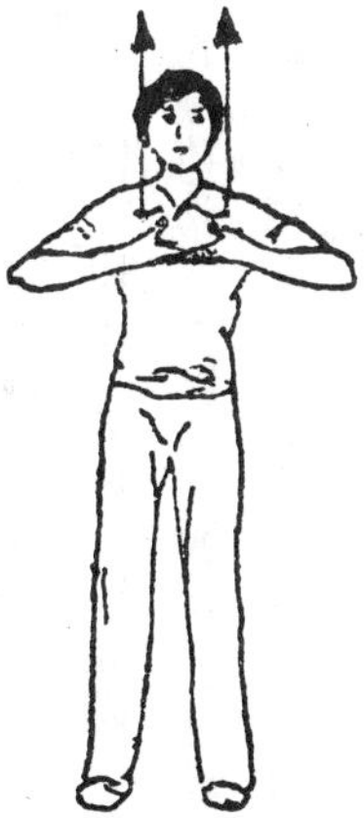

圖4-18-10

圖4-18-11

圖4-18-12

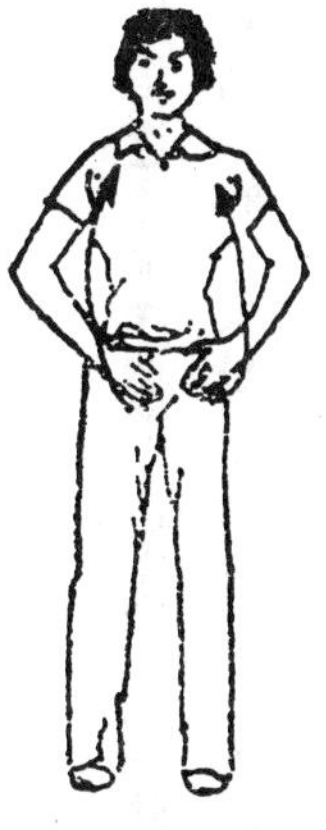

圖4-18-13

㈤適應症：調理三焦之氣，使氣不暢、胸悶氣短得以調理。對耳聾、耳鳴、咽腫喉痛及咽喉癌等，可達到治療和預防的目的。平時遇事生氣、不高興時，可練嘻字功，以達自感心情舒暢、胸悶減輕，免得氣聚致病。

練完以上各勢後，須做調息動作作為收功，使全身達到放鬆。調息要領是：重複呵字功的練功動作，但口不發音。它促使練功後調節體內氣息，防止過度疲勞或出偏差。也可在六勢功練完後，起勢調息收功。可採用太極拳的第一勢起勢調息，不同的是練完調息後，兩手重疊由上向小腹緩慢按壓臍部，以意領氣，沉入丹田。

練吐納健身功次數，古人有「瀉者不過六，補者不過九」說法。古人則吐音為瀉法，吸氣為補法。練功時除應遵守練功的原則，還必須因人因病、因季節選擇練法。練功時要調節好全身，鬆靜舒適，意氣相合。呼吸順其自然，呼氣時注意提肛縮腎，意領每個吐音功的經絡（或部位）運行。

初學時原則掌握經絡起止點、大概走行，再逐步加深理解和提高。初學時，先可吐音出聲，然後聲音緩緩變小，直至聽不清為止。收功時的呼吸是鼻呼鼻吸法。應選擇清晨在環境美、空氣新鮮、森林樹叢的地方進行練功，這可收到最好的鍛鍊效果。

第五章

保健功（全身運動保健方法）

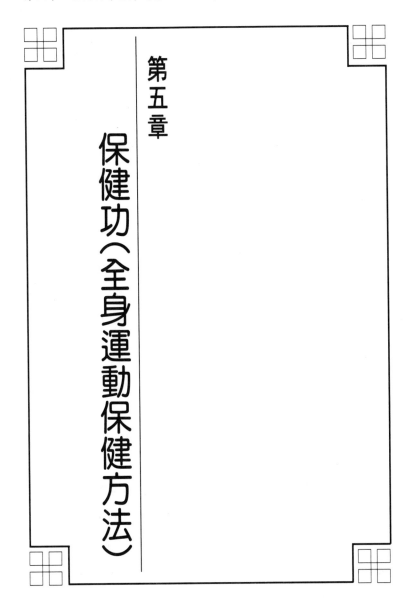

保健功屬外功範疇。外功之所以稱「導引」，就是「自摩自捏、伸手縮足」。古人認為它的主要作用是「舒利關節，調和氣血」，不僅鍛鍊肌肉組織，而且增強機體的適應性，特別是大腦皮層的調節機能，從而達到保健和改善頭痛、關節痛、肌肉疼痛、肌肉麻木和消化不良等症狀的效果。可根據個人特點施行保健功，可因人因病選擇某段鍛鍊，每動作做八十六次，每日早晚進行鍛鍊。

第一節　頭部練功法

頭為人身主宰，起著控制、協調全身各部活動的功能。頭部主穴多處，為百脈所通、諸經所會。長期堅持運按頭部鍛鍊，可使諸陽上升、百脈調和、氣力不衰，故必須每日堅持練功。其練功步驟為：

一、運腦法

㈠**點按法**：

先用兩手拇指以意領氣點按耳後醫風穴，其餘四指併攏，按點兩耳聽會穴，然後兩手向後上方移動，運氣用指點抿耳。兩拇指再轉向後上點按風池穴，其餘四指及手掌壓住全耳向

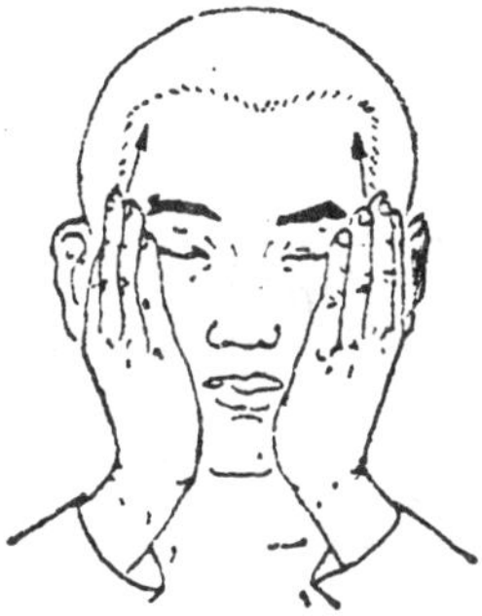

圖5-1　運腦法

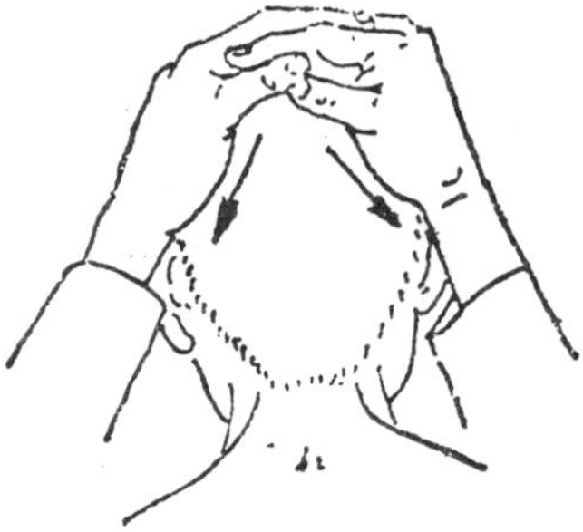

圖5-2　運腦法

斜後上方運氣推動，捋梳髮根（見圖5—1）。

㈡推按法：

用手掌徐徐從兩面部向上推按直達百會穴（泥丸宮），隨後兩手四指點按百會穴及上下左右的四聰穴，再由腦後各穴向下推，按壓全耳（見圖5—2）。手後，逆行施手法回到耳後翳風穴，以上述方法上下運氣推按二十—四十次。

㈢練功作用：

可使頭部氣血調和精神煥發，改善頭髮、毛囊和神經末梢的功能，使血液循環加快，不僅能促進頭部生理機理，而且能使血壓下降。

㈣適應症：

主治高血壓、頭痛、頭脹、脫髮等。堅持鍛鍊，方見其效。

二、浴面法

㈠點按法：

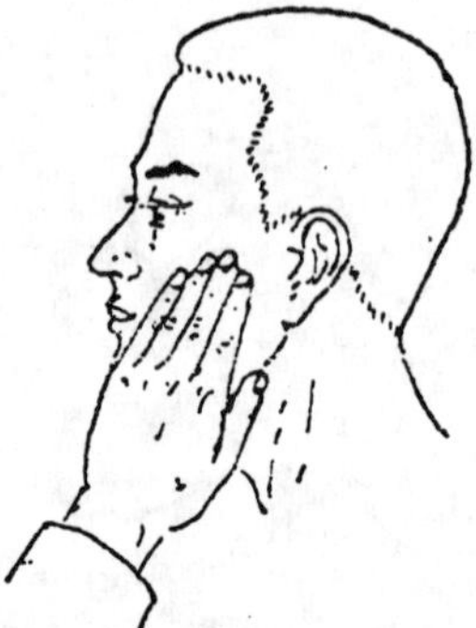
圖5-3　浴面法

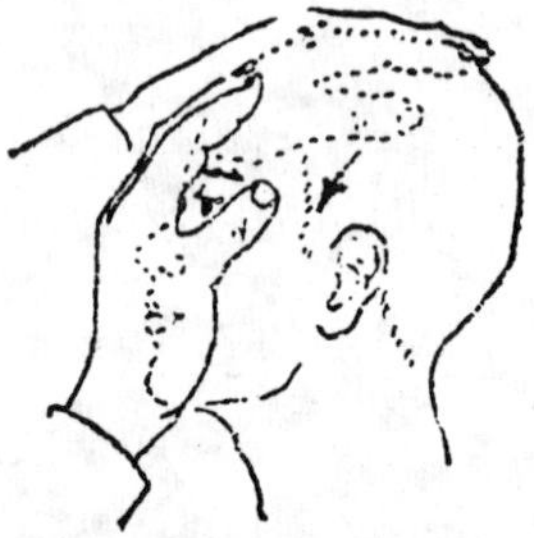
圖5-4　浴面法

練功者以意領氣，用兩拇指點按兩頰頰車穴，其他各指點按雙頰，有如蓮花形（見圖5—3）。

㈡推擦法：

練功者以意領氣，用兩手中指根部推擦太陽穴，經兩面部直達頭頂顖會穴，再緩慢下推按點上星穴、神庭穴（見圖5—4）。然後兩拇指分推太陽穴，餘指推按曲差、臨泣、本神、頭維等，向下作用兩面部。隨後用指推按印堂、迎香、人中、地倉、承漿等穴。

㈢練功作用：

按此法鍛鍊，能使面部氣血通暢，有保持面肌豐滿、面容滋潤的作用。

此外，可根據症狀選穴施治：1.運氣按點太陽穴，可以通經活絡，治療頭痛、頭昏；2.運氣點按迎香穴，可使鼻腔血液疏通、防止感冒，治療鼻竇炎，減弱空氣的刺激，避免呼吸道的感染和傷風咳嗽；3.運氣點人中、地倉、承漿等穴，可防止中風、不語、鼻歪、口斜、半身不遂等症。

㈣適應症

主治頭痛、頭昏，預防感冒、咳嗽、鼻竇炎等。

三、運目法

㈠運按法：

練功者兩手由上星、神庭緩緩以意領氣用力下移，再用食、中指點按兩眼眼角睛明、瞳子髎穴等。

㈡旋運法：

練功者的兩眼球左右上下運轉，使眼部有熱、脹感即可。反覆操作八—十六次。

㈢點推法：

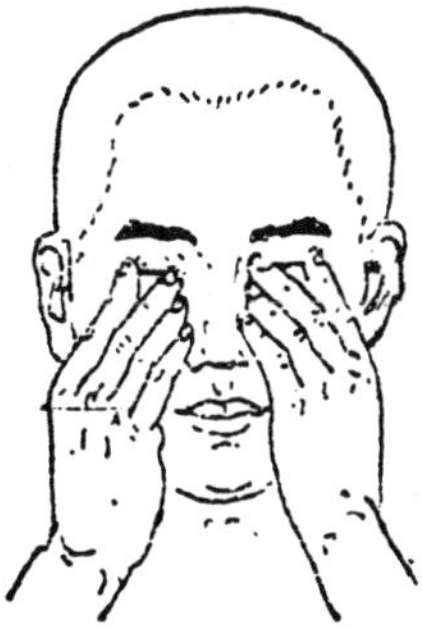

圖5-5　運目法

練功時用左右食指以意引氣向上點推眉上陽白穴，下至點推瞳子髎，此時有大量淚液分泌。最後點揉提耳，兩眼可靜閉。耳部點揉停時睜開眼睛，即可感到精神爽快，萬物清新（見圖5—5）。

㈣練功作用：

增強眼部機能。眼是人身上最重要的感覺器官，每日堅持鍛鍊，可使眼部氣血暢通，保護目力不衰。

㈤**適應症**：

主治近視、遠視，防治角膜炎、白內障，久練可增加視力等。

四、運耳法

㈠**點按方法**：

練功者以兩拇指點按耳前聽會穴，兩食指以意領氣點按耳屏，隔絕音響，兩肘抱攏，緊閉兩眼，同時做八—十六次深呼吸。最後用食指上揉擦耳屏八—十六次。隨之放開拇指，兩肘上抬與肩平，以食指用力按揉耳屏，鬆放三—五次，最後兩眼一起睜開，立即可感到兩耳聰明，聽覺敏銳（見圖5—6）。

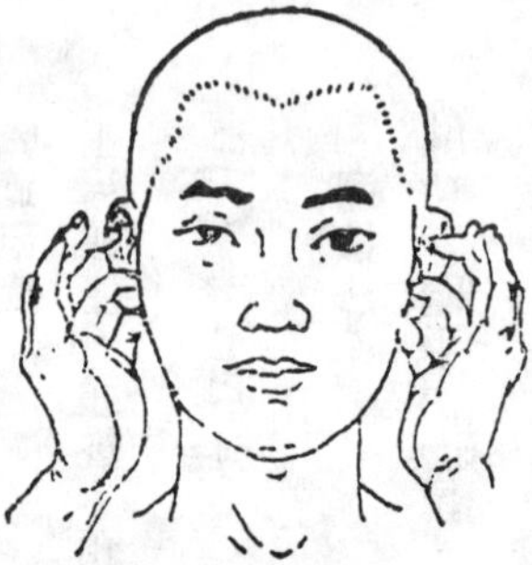

圖5-6　運耳法

㈡**練功作用**：

兩耳神經複雜，直通大腦，通過隔絕聲響，加強兩耳鼓膜的功能。

㈢**適應症**：

主治耳聾、耳鳴，可增強耳部聽力，預防耳疾。

五、叩齒法

㈠叩齒法及作用：

練功者先行心靜神凝，口輕閉，然後上下齒隨意念輕叩二十四—三十六次。

齒為骨之餘，與筋骨有直接關係，並同胃、脾、腎、肝等內臟生理活動有著密切聯繫。因此，每日堅持練此法可堅固牙齒，促進消化系統的機能。

㈡鼓漱法及作用：

在練叩齒法基礎上，合唇咬牙，口內如含物，用兩腮和舌做漱口動作二十四—三十六次。漱口時將意念相隨，口內多生津液（唾液）。津液滿口時，分三—五口慢慢嚥下。練功時只要將意念跟上，口內將會出現津液，久練自增。

此法主要是為了使口內多生津液，以助消化。生理學研究早已證明，唾液有解毒免疫和幫助消化的功能。

㈢適應症：

主治牙痛、牙痛及預防牙齒早期脫落

六、捏枕法

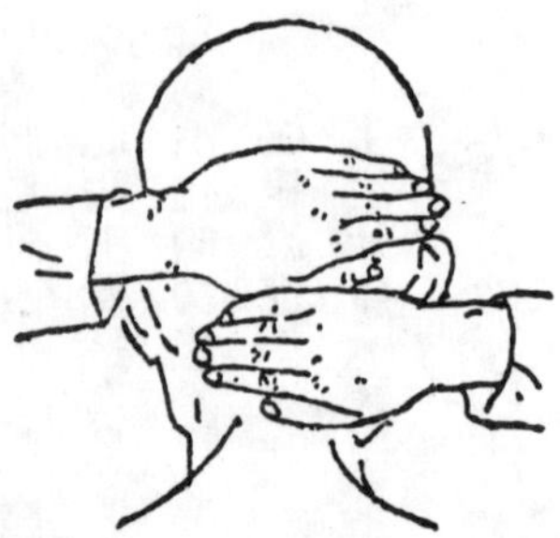

圖5-7 捏枕法

㈠捏拿法：

練功者以兩手勞宮穴合掌練功。當兩掌熱時，一掌在上按壓後腦枕部的風池、風府、玉枕等穴，一掌在下按住天柱，啞門穴等，以意引氣捏拿枕部，同時配合自然呼吸。

㈡搓揉法：

接上式，以兩掌運氣後上下搓揉八—十六次。

㈢按摩法：

接上式，用兩拇指及全掌由玉枕至大椎穴等處進行按摩手法（見圖5—7）。

㈣練功作用：

改善腦部血液循環，用於腦動脈硬化和腦外傷後遺症及落枕等病症。

第二節 頸項練功法

為了預防和消除頸部肌肉痙攣、鬆解軟組織粘連、改善頸項活動功能和提高肌力等，可採用頸項練功法。

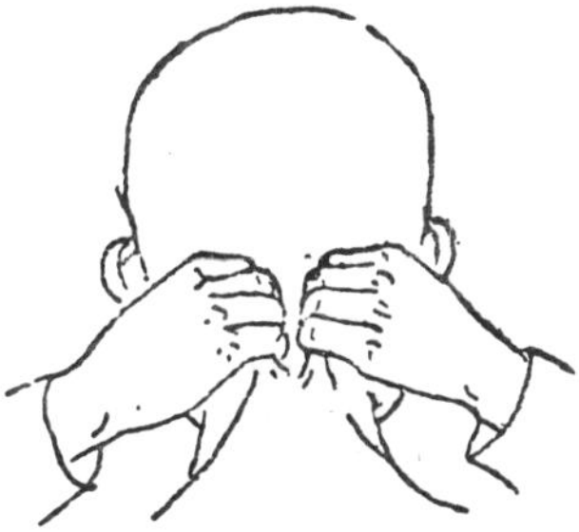

圖5-8　捏拿法

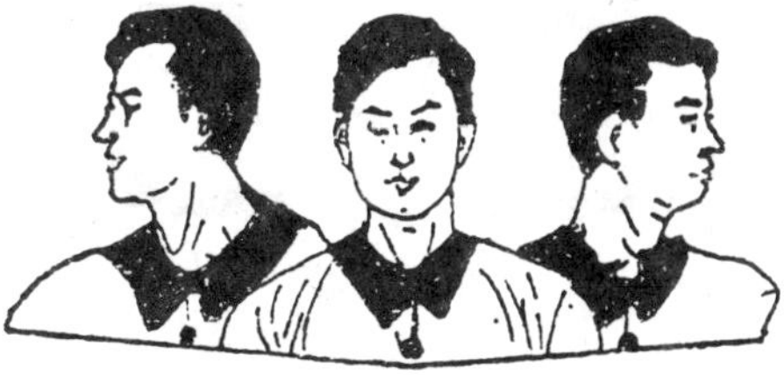

圖5-9　視肩法

一、練功步驟

㈠捏拿法：

練功者先以頸項部運動，兩手上推至百會穴，以意引氣用力由玉枕穴擠壓向下，移至天柱穴時兩手暫停不動，隨即用兩拇指和四指的合力向上一翻，捏住頸項部，爾後再將兩手自然鬆開，順摩後頸部至頷下八—十六次（見圖5—8）。

㈡視肩法：

練功者取站或坐位，神凝氣靜，兩手自然下垂或置於腹部。然後將頭徐徐向右側轉動，以意引氣，兩目注視著右肩部。再行向左側轉動頸部，目視左肩部。緩緩扭動頸項，使頸部肌肉得以鍛鍊，同時使人迎、天頂各穴得到運動。頸部扭動時，動作宜慢。採用自然呼吸，向左、右轉動各八—十六次（見圖5—9）。

㈢俯觀法（指俯地觀天的方法）：

練功時以意引氣緩慢向下低頭，下頷貼於天突穴，然後以

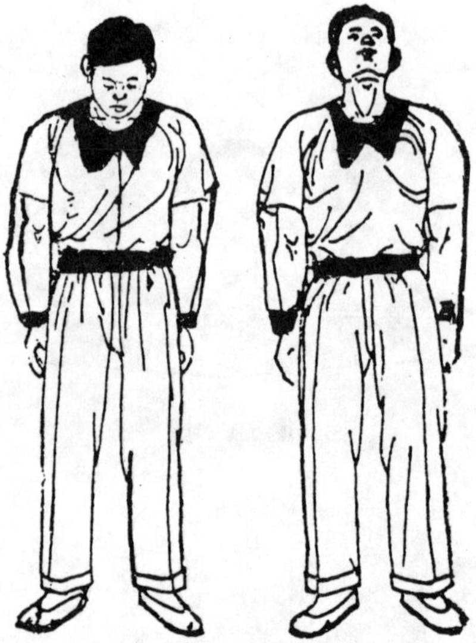

圖5-10　俯視法

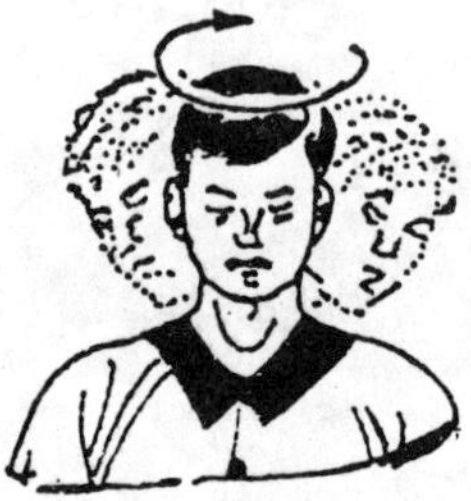

圖5-11　旋運法

意領氣用力仰頭觀天，前頸伸直，使頸部肌肉得以鬆懈。配合自然呼吸，前俯和後仰動作各做八次。一般採用站住練功，身體前後運動時注意防止摔倒。行動不方便者可採用坐位鍛鍊（見圖5—10）。

㈣旋運法：

練功時身體正直或坐位，兩手自然放於體側，頸項由右向左緩慢旋轉八次，再由左向右旋轉八次，每次旋轉必須配合自然呼吸，要求用意，旋轉幅度儘量大，從而頸部肌肉輕鬆，使任督二脈血管、氣管、食道、經絡、筋骨等得以鍛鍊（見圖5—11）。

頸項旋運練功時感覺左右筋脈微痛不適或頸項微有聲響，這是正常現象，切勿緊張。

二、練功作用

堅持頸項鍛鍊是練習內功、通玉枕關的重要途徑。它能改善大腦皮層的功能，調節內臟反射和肢體的其它功能。

三、適應症

能預防氣管炎、食道癌、扁桃腺炎、高血壓等，主治傷風感冒、偏頭痛、咽喉痛、口瘡等急性病症。

第三節　肩臂部練功法

為了預防肩臂部肌肉痙攣、關節炎，進一步改善關節活動功能等可採用肩臂部練功法。

一、練功步驟

㈠伸臂法：

練功時要神凝氣和，頭正頸直、含胸直背、全身放鬆，兩臂及手鬆於體側。再將兩臂徐徐向上移動至同肩平，掌心相對，以意領氣向前將兩臂伸直（見圖5—12—1）。然後緩慢向上移動兩臂，舉至頭頂向上伸直（見圖5—12—2）。再將兩臂向左、右分開平伸，手心

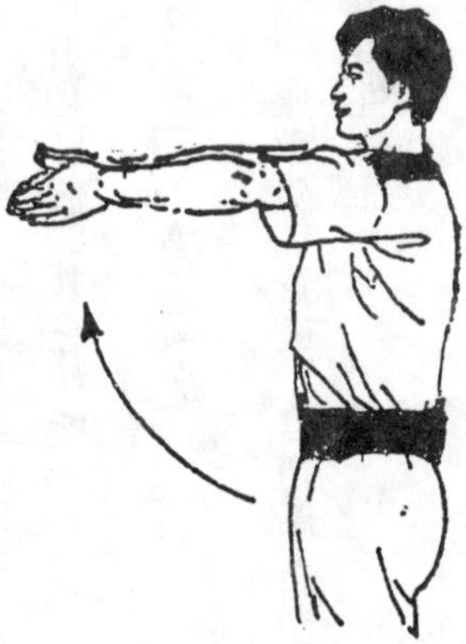

圖5-12-1　伸臂法

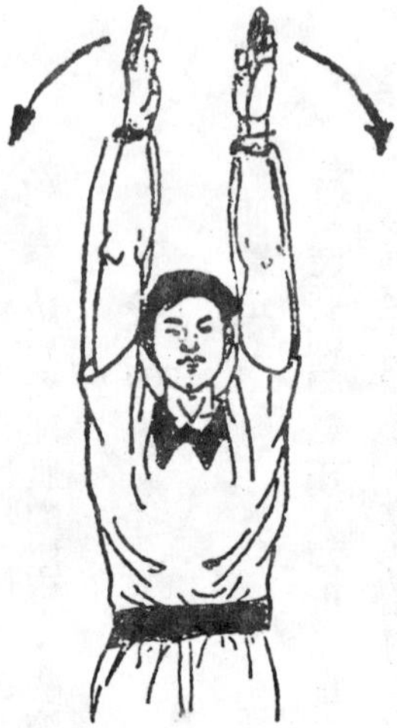

圖5-12-2　伸臂法

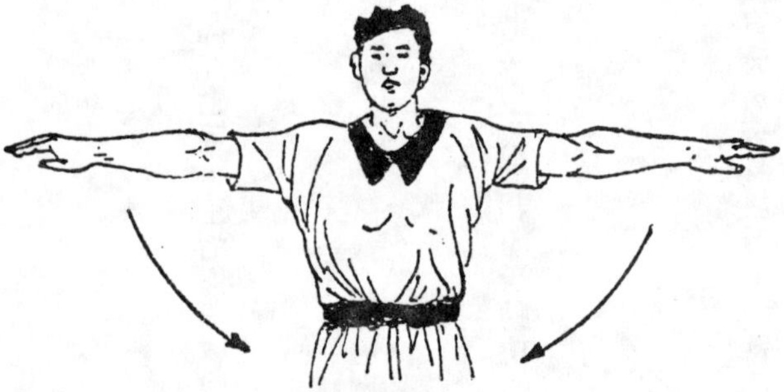

圖5-12-3　伸臂法

朝下，結束時將兩臂緩緩放於體側（見圖5—12—3）。呼吸意念隨動作進行。重複上述動作八—十六次。

㈡擴胸法：

練功時以意領氣將兩臂交叉置於小腹前，再手心向外上舉過頭，兩手左右分開向下運動，最後收回至小腹部。重複上述動作八—十六次（見圖5—13）。

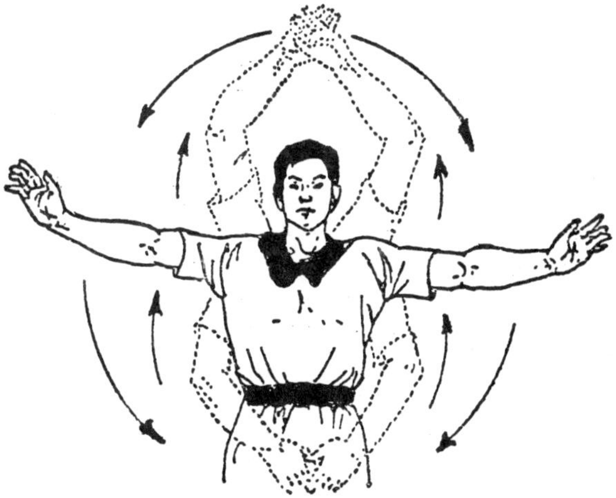

圖5-13　擴胸法

㈢轉體法：

練功時要求心靜鬆體，兩臂自然放於體側。以意領氣內視頸椎、腰椎，然後兩手隨同頭部由左向右後方轉動，以眼看右後方，再由右向左後方轉動，眼看左後方即可。可用隨動作自然呼吸的方法。重複上述動作八—十六次（見圖5—14）。

二、練功作用

肩臂練功法能使肩臂部功能得到改善，起到調理腹背部氣息，使心胸舒適的作用。

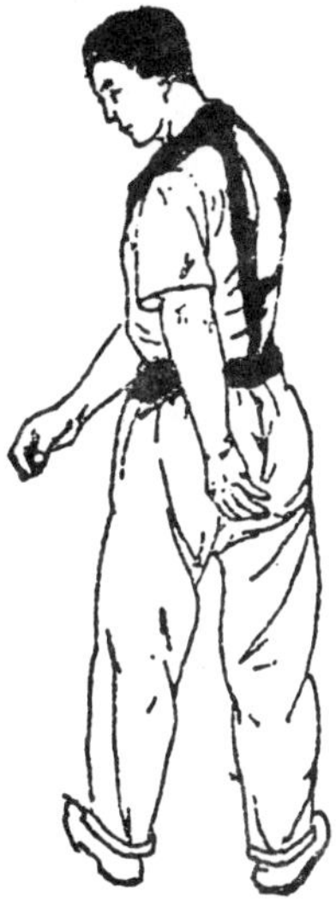

圖5-14　轉體法

三、適應症

主治肩臂部神經痲痺、肩部痙攣痛痲、肩周炎、上肢痠痛、呼吸困難等，並可預防肩臂其他疾病及半身不遂等病症。

第四節　胸背部練功法

為預防胸背部疾病，加強胸背部的鍛鍊，可採用胸背部練功法。

一、練功步驟

㈠拍肩叩背法：

練功時要求全身放鬆，神凝體正。以意領氣，提起右手拍打左肩部，左手背叩擊後背部或腰部。左右手交替如此進行，連續拍肩部八～十六次（見圖5—15）。

㈡叩胸拍胯法：

練功時要求全身放鬆，兩手放於體側，兩手虛握掌。以意領氣，右掌用力叩擊左胸肋部，左掌叩擊左胯環跳穴，左、右掌叩胸、拍胯各八～十六次（見圖5—16）。有心臟病者免

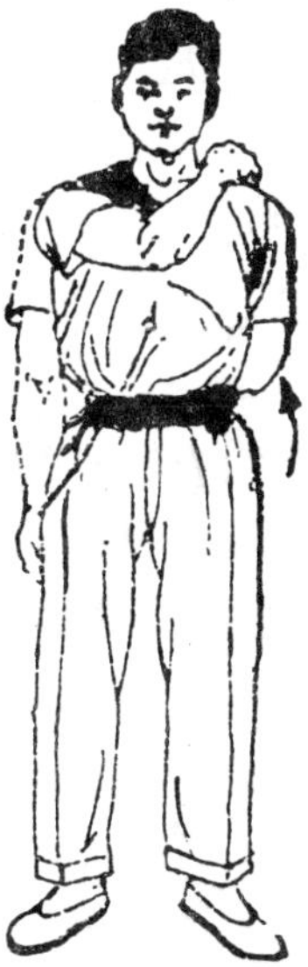
圖5-15　拍肩叩背法

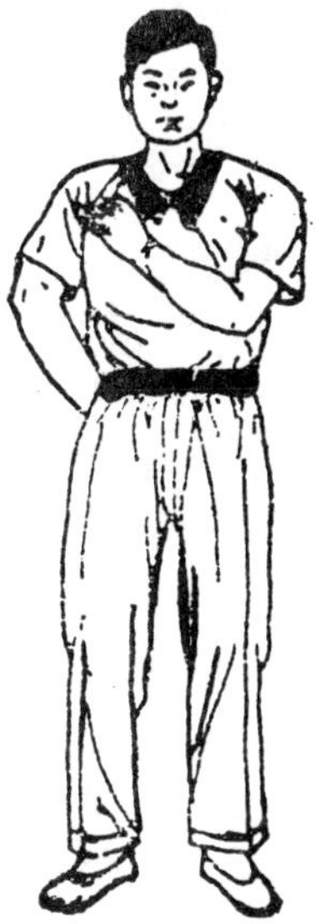
圖5-16　叩胸拍胯法

以此法鍛鍊。

二、練功作用

胸背部練功法，促進胸背部血液循環，加強氣血調理，令其運行暢通，使肺活量增強等。

三、適應症

可以治療高血壓、動脈硬化、心臟病、心律過速、心絞痛及心悸、胸悶、失眠、食慾減退及關節酸痛等病症。

第五節　腹部練功法

為預防腹部疾病的發生與發展，加強腹部自我鍛鍊，調節臟腑功能，促進體內氣血運行從而達到改善腹部內臟功能的作用，保健方法

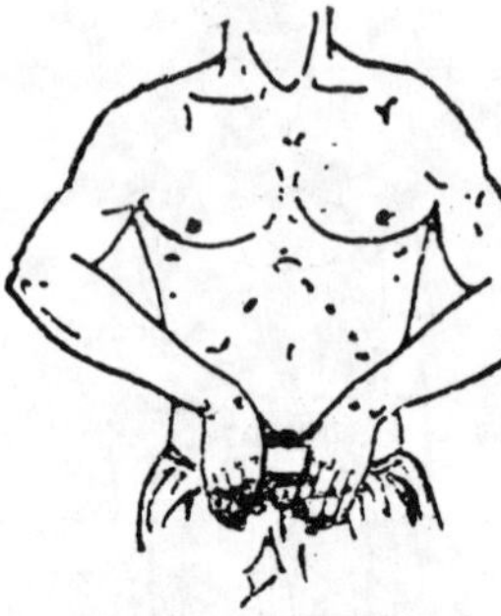

圖5-18　點揉法

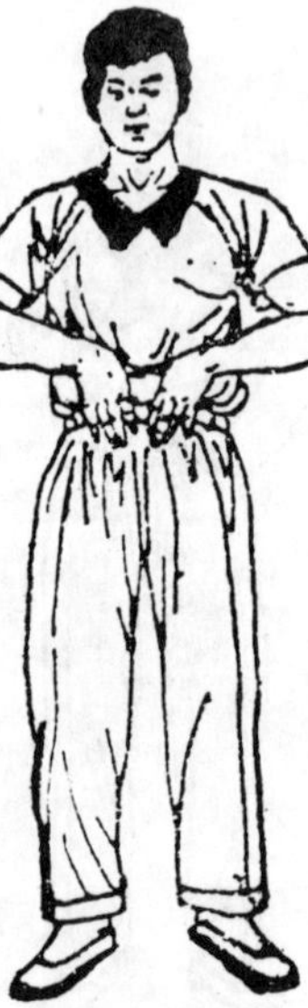

圖5-17　點摩法

如下：

一、練功步驟

㈠點摩法：

練功者須以練內功為基礎，使丹田及兩掌內勞宮處有熱感。再以左手壓右手背，右掌心貼於腹部氣海、中脘穴等。此時必須以意領氣，點摩腹部，從左上至右下各做八—十六次。採用自然呼吸、意念隨手的動作進行（見圖5—17）。

㈡點揉法：

練功時用兩拇指點按於臍部、餘指按於小腹不動，以意領氣用兩拇指緩緩點按揉臍部，可先左後右，各運氣點按揉八—十六次，最後將兩拇指突然鬆開，再用手掌向下推八—十六次（見圖5—18）。練功時呼吸隨動作進行。

㈢旋推法：

練功時，以意領氣，用雙手掌按貼小腹部

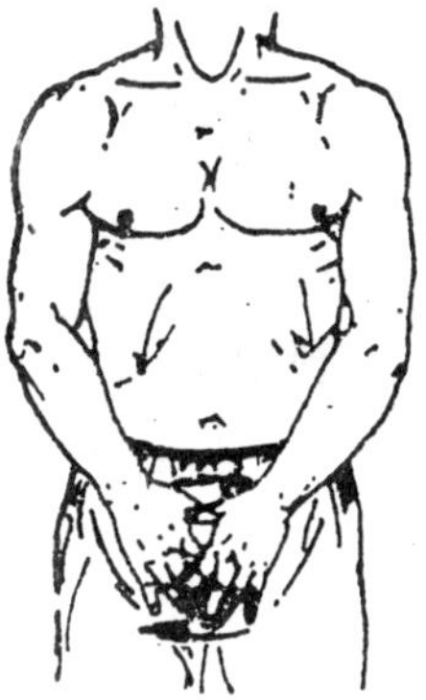

圖5-19　旋推法

，兩拇指在上，其餘指在下，做旋轉推法。先從右向左順時針方向運氣揉摩腹部內臟的消化器官八—十六次，再由左向右同樣旋推八—十六次，最後可用雙掌將腹腔中的濁氣推入大腸，以意運氣，使清氣上升，濁氣下降（圖5—19）。自然呼吸，意念隨動作進行。

二、練功作用

㈠使消化器官直接受到刺激和按摩，增強膈肌功能。

㈡加強肺的氣體交換。

㈢直接刺激消化系統，使其分泌大量液汁從而幫助消化。

㈣可以加強大小腸蠕動，防止便秘，並幫助吸收更多的營養物質。

三、適應症

對胃腸炎、胃痛、腹痛、腹脹、慢性肝炎、胃下垂、十二指腸球部潰瘍或胃潰瘍等病症有一定療效。

第六節　腰部練功法

為防治腰部疾病發生與發展，加強腰肌的功能鍛鍊，減輕腰部病症，消除骶棘肌、腰大肌的痙攣，鬆解腰肌粘連，改善腰部活動功能，並矯正脊椎側彎，恢復腰椎的生理功能等，可採用以下的保健方法。

一、練功步驟

練功時全身放鬆，神凝靜氣。以意領氣，兩手抓於雙髖部，緩緩由左向右、順時針作旋腰運動，以帶動腰椎、棘間韌帶也同時運動。然後再由右至左旋腰。上述動作各做八—十六次（見圖5—20）

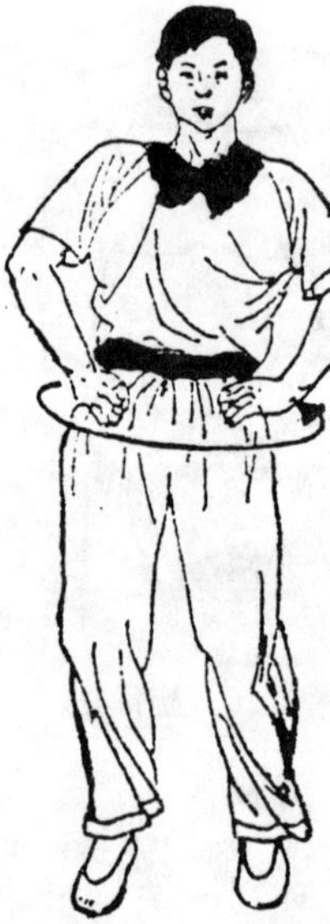

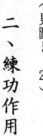

圖5-20　旋腰法

二、練功作用

有增強腰部活動功能、防止腰肌萎縮的作用，也有助於腹部的胃腸蠕動。

三、適應症

防治腰痛、遺精、早泄、陽萎、痛經等病症。

第七節　腿部練功法

為防治腿部疾病發生與發展，增強腿部關節的活動功能，可選用以下的保健方法。

一、練功步驟

㈠**轉膝法**：

練功時，以意領氣，隨即彎腰、臀部下坐，兩手掌放在膝部點按上下膝眼穴。兩腿微曲時，以中指用力點按膕窩處的委中穴、膝部的鶴頂穴，使其有熱脹感為宜。徐徐隨意由左向右旋膝，再隨意由右向左旋膝。接著由外向內旋膝，由內向外旋膝。意念隨動作，呼吸可自然進行。按上述旋膝法各做八—十六次（見圖5—21）。

㈡**抬腿法**

雙手左右叉腰或一手扶樹或牆壁，以意領氣，將右腿抬起，使腳面上呈曲屈位，足趾尖翹起。然後再向上提腿，隨即將腳面伸直，使腿伸直（見圖5—22）。練功時要求上身保持正直。採用自然呼吸法，左、右腿抬與提各做八—十六次。

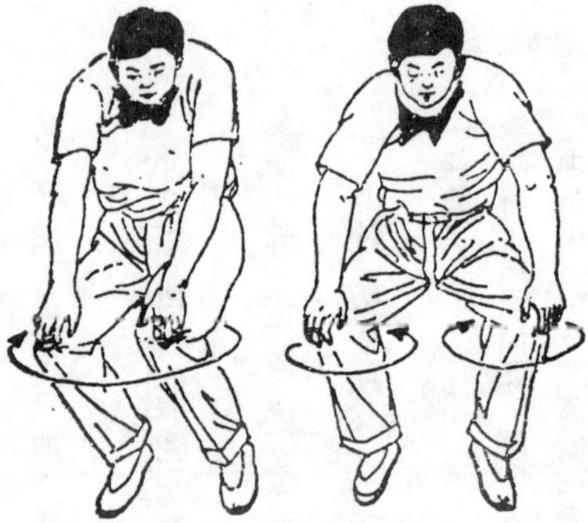

圖5-21　轉膝法

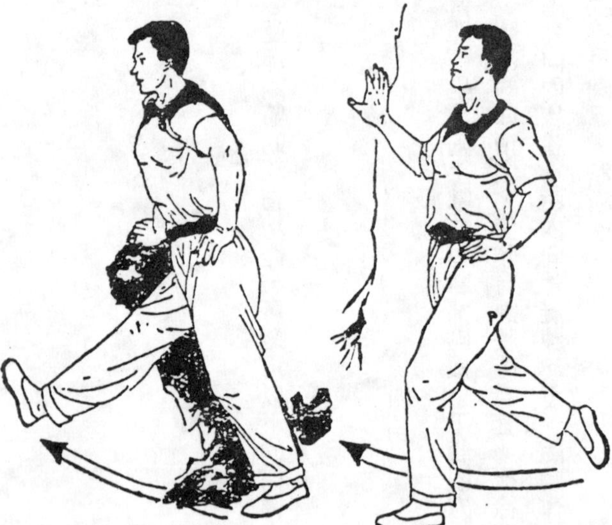

圖5-22　抬腿法

二、練功作用

轉膝法與抬腿法以鍛鍊下肢、膝關節為主，可增強下肢血液循環及膝部活動功能。

三、適應症

主治髖關節炎、膝關節炎、膝部痲痛、小腿抽筋、下肢無力等病症。

第八節　足部練功法

為鍛鍊下肢膝、踝、趾關節，增強下肢肌肉的力量，從而改善其功能並防治膝、踝、趾關節的骨質增生，可採用以下保健方法。

一、練功步驟

㈠踵部法

端正身體，神凝氣和，全身放鬆，以意領氣，將兩臂提起向前平伸與肩齊（見圖5—23—1）。隨之將兩臂後甩，同時自然踮起足跟，再將兩臂向前甩，此時足跟突然著地。可隨呼

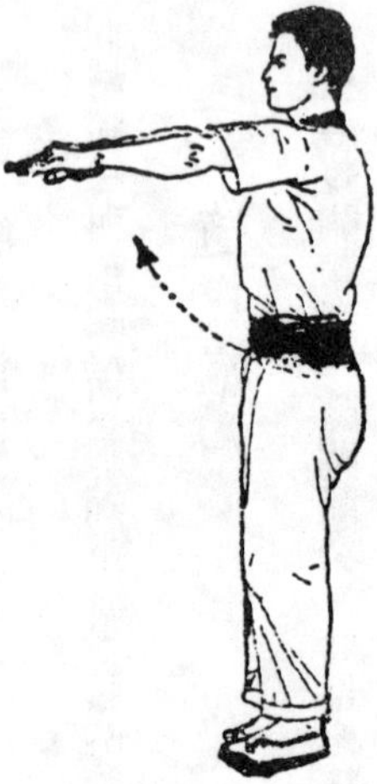

圖5-23-1　踵部法

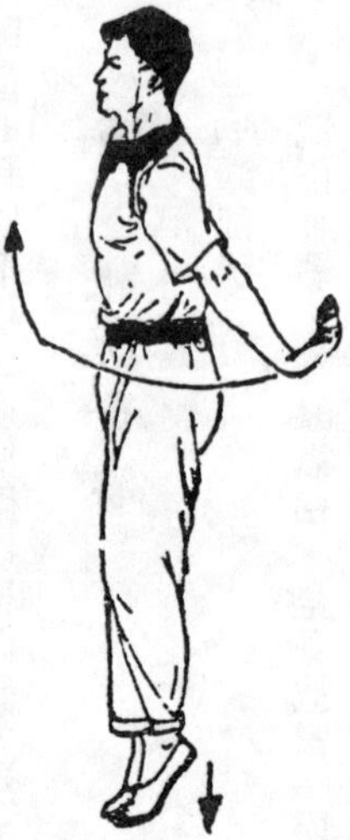

圖5-23-2　踵部法

吸自然起落足跟，意念隨動作進行（見圖5—23—2）。

㈡趾立法：

全身放鬆，神凝氣和，以意領氣，將一側足趾尖立起、一側足趾尖著地。此時自然呼吸，意念隨動作。左、右足趾尖交替起跳、落地八—十六次（見圖5—24）。

㈢踝部練功法：

平坐床上或凳上，用左手拇指按左腳內踝部，右手拇指按左腳外踝部，以意領氣，兩指

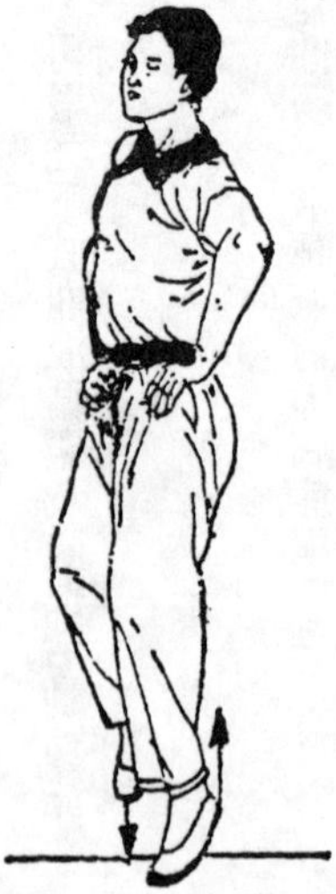

圖5-24　趾立法

同時用力輕輕按揉踝部八—十六次。按揉踝部周圍，再揉左右踝後腳跟部的大筋處（跟腱處），行上下運氣按摩及理順手法八—十六次。最後可配合做踝關節的屈伸及旋轉運動法。

二、練功作用

練踵部法有使頭部充血得以下沉、足部活動功能加強、善步健走的作用。練趾立法和踝部練功法，有改善踝部及趾關節的血液循環、增加踝趾關節活動功能的作用。

三、適應症

踵部法可調經補血，防治足痛痲痺、胸腹脹痛、足背紅腫、遺精便秘及小肚轉筋等症。趾立法可防治全身痲痺、腰痛腿腫、小腿浮腫、腿肚轉筋、月經不調及便秘等症。踝部練功法主要是適用於踝關節功能障礙、踝關節骨質增生等病症。

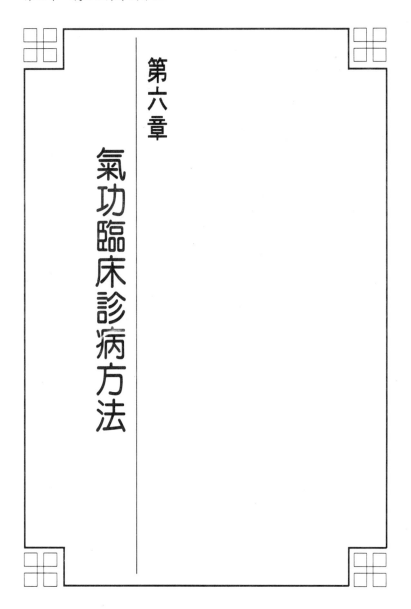

第六章

氣功臨床診病方法

診斷疾病是判斷和認識疾病的過程。判斷和認識疾病首先要對病人的病情進行調查研究，掌握感性認識，然後才能根據調查的材料「去粗取精，去偽存真，由此及彼，由表及裡」地進行綜合、分析、判斷、推理，得出理性認識，作出疾病的診斷以指導對疾病的預防與治療。

第一節　診斷的基本知識

一、症狀診斷

一種疾病在它的發生、發展過程中可以產生許多症狀，而同一症狀又可由多種不同的原因引起。症狀與病因之間的關係是比較複雜的，對病人的症狀有概括的認識，做到「胸中有數」，於疾病的及時診斷和對病人的正確治療、氣功鍛鍊都有幫助。以下選擇幾種常見的症狀作一簡要敍述。

㈠發熱：

發熱的原因很多，但絕大多數病例是由於感染所致。如上呼吸道感染、急性扁桃體炎、肺炎、急性傳染病、結核病等。中暑和藥物反應也常引起發熱。

對發熱病人，要注意了解起病的緩急，熱度的高低和病期的長短。疑為傳染病時，尚應注意發病季節，了解當地傳染病的流行情況及接觸史。同時，對發熱病人還要了解伴隨的主要症狀，例如，伴有咳嗽咯痰的，多考慮呼吸系統疾病；伴有關節痛的，要考慮風濕；伴有膿血便的要考慮痢疾。

㈡**咳嗽：**

咳嗽是呼吸系統常見的症狀，可分為有痰及無痰兩種，無痰的咳嗽稱為乾咳。引起咳嗽的常見原因有感冒、支氣管炎、肺炎、哮喘等。某些傳染病（如百日咳）早期症狀僅為發熱及咳嗽，不可忽略。

對咳嗽病人，要注意了解起病的緩急和發病經過，了解咳嗽的特徵和有痰無痰以及是否伴有咯血、發熱、胸痛、呼吸困難等症狀。

例如，血絲痰常見於肺結核，亦可見於急性咽喉炎和支氣管炎；鐵鏽色痰見於大葉性肺炎；粉紅色泡沫痰見於水腫，伴有發熱常為上感、肺炎和急性傳染病；伴有呼吸困難常為支氣管哮喘和心力衰竭等。

㈢**頭痛：**

頭痛是臨床常見的症狀，應努力尋找其原因，以便採取適當的治療與氣功鍛鍊。頭痛可由顱內的疾病（如腦膜炎、腦震蕩等）引起，顱外和全身性的疾病，如中耳炎、副鼻竇炎、高血壓等，也可引起頭痛，而且是更常見的原因。此外，「功能性疾病」也可引起頭痛，例如，偏頭痛、神經衰弱等。

對頭痛的病人，要注意了解頭痛發生的緩急、發作時間、頭痛的部位和程度以及伴隨的主要症狀。

例如，額竇炎的頭痛常在晨間發生，眼病所致的頭痛則多在下午或晚上。又如神經衰弱的頭痛多伴有失眠，中耳炎的頭痛則可有耳流膿的病史。

㈣腹痛

腹痛是消化系統的常見症狀，按照發病的急緩分為急性腹痛和慢性腹痛；又可按照腹痛的部位分為上腹部痛、臍周痛和下腹部痛。急性腹痛常見於急性胃腸炎、胃腸穿孔、急性闌尾炎、腸梗阻、膽道蛔蟲症等；慢性腹痛常見於慢性胃炎、胃及十二指腸潰瘍等。

上腹痛要多考慮為胃、十二指腸潰瘍、肝、膽及胰腺疾病；臍周圍痛要多考慮為腸寄生蟲病；右下腹部痛要多考慮為闌尾炎；左下腹痛要多考慮為慢性結腸炎和痢疾；婦女下腹痛要多考慮為子宮區疾病。

對腹痛的病人，除注意上述的起病緩急和腹痛部位外，還要了解腹痛的性質、喜按或拒按、有無放散性、與飲食和治療的關係、伴隨的主要症狀以及病人的年齡、性別等。

例如，胃腸和膽囊病的痛多為陣發性；胃病的痛常與飲食關係密切；小兒的腹痛大多為腸道蛔蟲病，女性病人要注意婦科疾病。

㈤腰腿痛：

腰腿痛是運動系統疾病的常見症狀，包括骨、關節和肌肉的疾病。有的僅有腰痛或腿痛，有的則同時有腰痛和腿痛。不論腰、腿痛是單獨或同時出現，常見原因可歸納為外傷性和風濕性兩類：外傷性者除骨折和脫位外，常為急性肌扭傷、慢性肌損傷、椎間盤脫出等；風濕性者常見於風濕熱、類風濕性關節炎、肌纖維織炎等。

此外，脊椎結核和腎臟病也常引起腰腿痛。

對腰腿痛的病人，要注意了解發病的緩急和疼痛部位，發病前的勞動情況，有無外傷病史，與體位，運動、寒冷、潮濕以及治療的關係等。例如，因用力彎腰、挑重擔或舉重後突然發生腰痛，應多考慮急性扭傷和腰椎間盤的脫出；又如長期彎腰或姿勢不正而發生的腰痛，應考慮為慢性腰肌損傷。風濕性腰腿痛的發生常與寒冷潮濕和氣候變化有關。肌纖維織炎常見休息時疼痛加重，活動反而疼痛減輕。

二、八綱辨證

中醫診治疾病的主要方法是「辨證論治」。這就是先用「望、聞、問、切」四診的方法了解病情，然後根據中醫的基本理論，將所了解到的病情進行綜合分析（辨證），確定疾病的治療方法（論治）。其中最常用、最基本的是按照「陰陽、表裡、寒熱、虛實」八綱分辨病症，稱為「八綱辨證」。下面對此作一簡要敍述。

㈠**虛實**：

虛實兩綱主要是判斷病邪的盛衰和人體抗病能力的強弱。人體抵抗疾病的能力，中醫稱為「正氣」、「元氣」（真氣）。自然界一切引起人體生病的因素，中醫都稱為「邪氣」、「濁氣，例如風邪、寒邪、濕邪等」。

邪氣侵入人體後，體內正氣與邪氣進行鬥爭，邪氣盛但正氣仍旺時，就表現為實證；人體正氣不足，則表現為虛證。虛證和實證的識別要點見表一。

㈡**寒熱**

寒熱兩綱是指疾病的性質。寒證和熱證的識別要點見表二。

㈢**表裡**：

表裡兩綱是指病變所在部位和病情深淺而言。某些病邪如風、寒、濕等侵入人體，有一個由表及裡，由輕到重的過程。表證、裡證的識別要點見表三。

㈣**陰陽**：

陰陽兩綱是八綱的總綱。虛證、寒證、裡證多屬陰證（裡熱證屬於陽證），實證、熱證、表證多屬陽證。判斷症候屬陰屬陽，主要根據上述六綱的症候進行辨析。陰證和陽證的一

表一　虛證、實證識別要點

	虛證	實證
機理	正氣不足，生理機能減退	邪氣侵入，但生理機能旺盛
望	體虛久病，精神萎頓，消瘦，舌體胖嫩	體壯，舌質堅斂
聞	語聲低，呼吸聲低，息短	語聲高，呼吸氣粗
問	飲食不進，全身無力，自汗，聽力、視力減退	惡寒、無汗、腹滿拒按，小便不利，大便乾結
切	脈無力，多細	脈有力
治療	補法	瀉法

表二　寒證、熱症識別要點

	寒證	熱證
機理	寒邪引起的症候或機體反應低沈	熱邪引起的症候或機體反應亢進
望	面色蒼白，舌苔白	面赤，煩躁，舌苔黃
問	怕冷，口不渴，喜熱飲，小便清長，大便稀薄不臭	發熱，不怕冷，出汗，口乾，喜冷飲，小便短赤，大便秘結或黃粘腥臭

切	脈遲，手腳冷	脈數
治療	溫療	清法

表三　表證、裡證識別要點

	表　證	裡　證
機理	外感病初起階段，病變在體表	外邪未除，病變轉入臟腑或病自內發，先傷臟腑
望	舌苔薄白	舌苔黃厚
問	怕風，怕冷，發熱，頭痛，身痛，有汗（表虛）或無汗（表實）	發熱，神昏，煩躁或譫語，口渴，胸滿，腹脹，小便黃短，大便乾結
切	脈浮	脈沉
治療	清法（解表法）	清法，瀉法

表四　陰證、陽證識別要點

	陰　證	陽　證
機理	虛、寒、裡三綱症狀屬陰（裡熱證屬陽）	實、熱、表三綱症狀屬陽

望	精神萎頓，面色蒼白，萎黃或暗黑，目光無神，動作遲緩，舌苔白，舌質淡	精神興奮，甚至煩躁譫語，面赤，舌苔黃，舌質紅
聞	語音低微，氣短	語聲粗壯，呼吸氣粗
問	怕冷喜熱，不渴，喜熱食，腹痛喜熱，喜按，小便清長，大便稀薄	發熱出汗，口渴，去衣喜涼，腹痛拒按，小便黃赤，大便秘結
切	脈切沉、遲細、無力	脈浮、滑數、有力
治療	同虛、寒、裡證	同實、熱、表證

般表現見表四。

八綱分為四對，每對都是矛盾著的現象，矛盾的雙方互相依存，又互相轉化，並且互相排斥、互相鬥爭著。例如，虛實這一對矛盾，沒有虛就無所謂實，沒有實就無所謂虛，這是互相依存的關係。虛證在一定條件下可以轉化為實證，病情大多是好轉；反之，實證轉化為虛證，病情大多是變重。

對病人必須密切觀察，不斷調查研究，掌握病情，並調動病人的主觀能動作用，提高病人的機體抵抗力，加之進行適當的治療和氣功鍛鍊，使矛盾向著有利於病情好轉的方面轉化。

第二節 病史採取的意義及內容

一、病史採取的方法及意義

要了解病人的病史，就必須向病人作調查，通過病人或其陪送人員的陳述、必要的詢問和互相交談，了解有關疾病發生、發展和變化過程。找出致病的各種因素，是認識疾病的重要方法，它能為診斷提供許多線索和重要依據，甚至有的疾病僅從病史的採集中就可以得到診斷。採取病史有助於臨床治療和氣功鍛鍊。

二、詢問病史的主要內容

病史的主要內容，可分一般項目、主訴、現在症、過去病史、個人史和家族史等項，簡要論述如下：

㈠一般項目：

包括姓名、性別、年齡、婚姻、籍貫、住址、職業、就診日期等。

㈡主訴：

主訴是迫使病人這次就診的主要病痛及持續的時間，如「發熱已三天」，「腹痛、腹瀉已六小時」，「咳嗽、咯痰半個月」等。

㈢現在症：

現在症是從這次發病的第一個症狀至就醫時整個疾病的全過程，是病史中最重要的部分，一般包括以下四個內容：

1.疾病的發生過程：即開始發病的情況。

2.疾病的發展和變化過程：即各種症狀的全部演變經過，注意其發生先後和病情變化。

3.診治情況：曾接受過何種檢查與治療，結果怎樣。

4.為了中醫的辨證需要，在一般情況下應著重了解寒熱、出汗、二便以及飲食等情況。

此外，還要注意睡眠及體重情況。

㈣過去病史：

包括過去健康情況、曾患過何種疾病（特別是急、慢性傳染病），以及預防接種和外傷手術史。

㈤個人史：

包括出生地點、工作經歷、是否到過流行病區（例如，血吸蟲病流行地區）、生活飲食習慣、煙酒嗜好程度，婦女要詢問月經及生育情況。

㈥家族史、集體史

家族史主要是指病人的父母、配偶、兄弟、姐妹和子女的健康狀況及患病情況，有無急慢性傳染病等。

集體史是指在集體活動中，與病人在一起生活的同伙的健康狀況和患病情況。

第三節　體格檢查

一、檢查的方法

體格檢查的方法，中醫是「望、聞、問、切」，西醫是「視、觸、叩、聽」。除已在前節中敍述問診外，中西醫結合體檢可概述為：望（視）、觸（包括切脈）、叩、聞（嗅聽）四診，簡要介紹如下：

㈠望診：

即視診，是用眼睛直接觀察病人的一般狀況和身體各部分外表。望診是一種簡便而重要的檢查方法，它不僅能夠提供很多重要體徵以幫助診斷，而且有的疾病直接由望診即可作出診斷，例如，顏面神經麻痺的面部兩側不對稱，甲狀腺機能亢進的甲狀腺腫大和突眼等。中國醫學對望診很重視，望神、望色、望舌是中醫診病的重要內容。

㈡觸診：

是用手摸觸的方法，檢查病人體表和內臟器官的情況。觸診也是非常重要的檢查方法，尤其是對腹部和肝、脾疾病，觸診更為重要。「切脈」也屬於觸診，是中醫診病辨證的一種重要方法。

㈢叩診：

是用手指叩擊身體表面，常為檢查者用左手中指緊貼於叩診處，然後用右手中指叩擊左手中指第二指節中部，使其產生音響，根據音響性質的改變，判斷體內臟器的界限及病變的情況。叩診的音響一般可分為下列三種：

1. 清音：叩擊含氣量正常的肺部所得到的音響。

2. 濁音：叩擊不含氣或含氣減少的組織器官，例如，叩診心臟、肝臟、肺炎的肺臟、胸腔積液等所得到的音響。

3. 鼓音：叩擊高度含氣的組織器官，例如，叩診胃、腸等所得到的音響。

㈣聞診：

包括嗅診和聽診。

1. 嗅診：用鼻嗅氣味，例如，嗅病人口中氣味和大便的腥臭等。

2.聽診：用耳聽病人發出的聲音，如病人話音低微或洪亮；用聽診器聽取器官活動時的聲音，如用聽診器聽心音和呼吸音等。

二、檢查項目及內容

㈠**全身狀況：**

1.一般項目：體溫、脈搏、呼吸、血壓；體位、姿態和步態；發育和營養狀況。

2.望神：即觀察病人精神狀態的好壞或意識清醒的程度。例如，精神萎頓，表情淡漠、憂鬱、興奮譫妄，或意識模糊、昏迷等。

3.望色：即觀察病人皮膚、指甲，特別是面部的色澤是否蒼白、潮紅、紫紺或黃染等。

4.聽聲音：聽語言、呻吟、呼吸及咳嗽等聲音的高低和清濁。

5.嗅氣味：嗅口氣、痰氣、大小便氣等。

6.切脈：用手指按觸病人的脈搏，借以判斷病情叫「切脈」，通常按觸橈動脈。切脈時應注意脈搏的速度、節律、強弱、緊張度及血管壁的性狀等。切脈是中醫診斷疾病的重要方法，也是觀察病情、做好治療和氣功鍛鍊常用技術，應認真學習運用。

正常人的脈搏不浮不沉，不快不慢，一呼一吸之間約四次，每分鐘七二次左右，節律均匀。患病時脈搏常有變化，中醫常見的脈象見表五。

表五　常見的脈象

名稱	特　徵	辨　證
浮脈	手指輕輕按著皮膚就能感到脈的跳動	多屬表證。脈浮而快多屬風熱，浮而無力為裡虛
沉脈	輕按不明顯，重按才能感到脈的跳動	多屬裡證。脈沉而無力為裡虛，沉而有力為裡實
遲脈	脈跳動得很慢，一呼一吸之間只二、三次	多屬寒證。遲而有力多為痛證，遲而無力為虛寒
數脈	脈跳動得很快，一呼一吸之間六、七次	多屬熱證。脈數而有力為實熱，數而無力為虛熱。
細脈	脈細如線，軟而無力	多屬虛證，常見於病久體弱、氣血兩虛
弦脈	脈硬而有彈力，好像按在綳得很緊的琴弦上一樣	常見於肝病（肝風、肝火）、寒證、痛證
滑脈	脈往來流利，感覺像珠子滑過去一樣	多屬有「痰」，懷孕時也可見到滑脈
緩脈	脈從容緩和，不快不慢，一呼一吸四、五次	緩而有力多屬正常，緩而無力多屬「濕」證

㈡皮膚及淋巴結：

1.皮膚：注意色澤（正常、潮紅、發紺、黃染、蒼白）、水腫程度、出血點、皮疹等。

2.淋巴結：檢查淋巴結以觸診為主。注意全身表淺淋巴結（頸、腋及腹股溝）有無腫大及壓痛、硬度、移動性等。注意紅熱程度及有無潰爛。

㈢頭部及頸部：

1.頭部：形態、大小、有無壓痛點等，小兒要注意顱門關閉情況。

2.眼：有無視力障礙、畏光流淚。眼瞼有無水腫、下垂、內翻倒睫、閉合障礙。結膜有無充血、顆粒增生及瘢痕。鞏膜有無黃染。角膜有無潰瘍、混濁。瞳孔大小、形狀、兩側是否對稱，對光反應是否正常。眼球有無突出。

3.耳：外耳道有無分泌物，聽力有無障礙，乳突部有無壓痛。

4.鼻：是否通氣，鼻腔有無分泌物，副鼻竇區有無壓痛。

5.口腔：口唇有無蒼白、發紺、疱疹、裂口。口腔呼吸有何特殊氣味。口腔粘膜有無潰瘍、出血，斑疹。牙齒有無脫落、齲齒。伸舌時有無震顫、偏斜。觀察舌苔和舌質的變化叫做望舌，也是中醫診病的重要方法。正常人舌上有薄薄的一層白苔，患病時舌苔增多且有顏色改變，如白苔、黃苔、膩苔等。正常人舌質為淡紅色，濕潤，轉動靈活。患病時舌質變淡、變紅、色紫、乾燥或舌硬等。

6.咽喉：咽部有無充血，扁桃體有無腫大及分泌物滲出。發聲特徵及有無聲音嘶啞。

7.頸部：有無強直。頸部血管有無異常搏動及怒張。氣管有無移位。甲狀腺有無腫大。

㈣胸部：

1.胸廓：形態是否畸變，例如桶狀胸，雞胸等，左右是否對稱。乳腺有無異常。

2.肺臟：望診時，主要看呼吸時胸部的運動情況。注意呼吸的快慢、深淺、節律、左右是否對稱等。當一側肺有病，如胸腔積液、胸膜肥厚等均可使患側呼吸運動減低。

觸診時，肺臟正常則兩側語言震顫（簡稱語顫）相等。語顫增強常見於肺炎、肺結核；語顫減弱以至消失，可見於胸腔積液或氣胸等。

叩診正常肺臟呈清音。肺炎或胸腔積液時，病變部位呈濁音或實音，氣胸時呈鼓音，肺氣腫時肺含氣量增多，叩診音介於清音、鼓音之間，稱為「過度回響」。

胸部聽診可聽到三種呼吸音：肺泡呼吸音、支氣管呼吸音和支氣管肺泡呼吸音。從正常肺臟所聽到的主要是肺泡呼吸音，若正常肺泡呼吸音的部位，聽診出支氣管呼吸音或支氣管肺泡呼吸音，則表示該部位的肺臟有實變（例如肺炎）。肺氣腫、胸腔積液時，肺泡呼吸音減弱以至消失。

支氣管和肺臟、胸膜病變，可產生以下病理性音響：

乾性羅音。由於支氣管痙攣收縮（例如支氣管哮喘）或管壁發炎、腫脹和有粘稠分泌物

（例如支氣管炎）而致管腔狹窄，空氣通過這種狹窄的管腔，產生此種音響。支氣管哮喘時產生的乾性羅音又稱「喘鳴音」。

濕性羅音是支氣管管腔內蓄積稀薄的分泌物、呼吸時氣流通過此稀薄液體所產生的音響，常見於支氣管炎、肺炎等。濕性羅音的音響似爆破的水泡，又稱「水泡音」。

胸膜面精糙不平、呼吸時互相摩擦則產生胸膜摩擦音，常見於乾性胸膜炎時。

3.心臟：觸診心尖搏動的位置、強弱、範圍、有無異常改變。心尖搏動正常位於體左側第五肋間隙鎖骨中線稍內方。此外，並觸診心臟部位有無「震顫」。叩出心臟濁音界範圍。正常人心臟左界在第五肋間隙不超過鎖骨中線，右界不超過胸骨右緣。心濁音界變大，除心臟移位外，常表示有心臟擴大或心包積液的可能。肺氣腫時則常出現心濁音界變小。

心臟聽診在四個瓣膜區進行：①二尖瓣區（在心尖搏動處）、肺動脈瓣區（在胸骨左緣第二肋間）、主動脈瓣區（在胸骨右緣第二肋間，第二主動脈瓣區在胸骨左緣第三肋間）和三尖瓣區（在胸骨體下端稍偏右側）。

聽診心音應注意其性質、強弱、快慢、是否規則。正常心音節律規則，分第一音和第二音。第一音是收縮期心音，第二音是舒張期心音，兩個心音組成一個心動周期。第一音比第二音長、聲較強、調較低，在心尖部聽得較清楚，而第二音在心底部聽得較清楚。

心雜音是附加於心動周期內的不正常聲音，發生在收縮期者稱為收縮期雜音，發生在舒張期者稱為舒張期雜音。心雜音的強度可分六級：仔細聽診才能聽出的為一級、一般就能聽到的但不太強的為二級，聽診器胸端稍稍離開胸壁仍能聽到的為六級，離開胸壁就不能聽到的為五級，強度介於二、五級之間者為三、四級。以上一、二級為輕度雜音，三、四級為中等度雜音，五、六級為重度雜音。

產生雜音的常見原因：心臟瓣膜狹窄或閉鎖不全，多因瓣膜發生風濕性炎症後形成瘢痕所致；心臟大血管有異常通道，例如，心房或心室間隔缺損；心室、瓣膜口或大血管擴大；血流速度加快，例如，精神興奮、運動、發熱、貧血時。

不同瓣膜狹窄或閉鎖不全，在本瓣膜聽診區引起不同期別的雜音，見表六。

表六　各瓣膜病變引起的心雜音

心瓣膜	聽診區	狹窄	閉鎖不全
二尖瓣（或三尖瓣）	二尖瓣區（或三尖瓣區）	舒張期雜音	收縮期雜音
主動脈瓣（或肺動脈瓣）	主動脈瓣區（或肺動脈瓣區）	收縮期雜音	舒張期雜音

表七　器質性雜音與功能性雜音的鑑別

	器質性雜音	功能性雜音
常見原因	心臟瓣膜器質性狹窄或閉鎖不全，心臟大血管有異常通道	心室、瓣膜口或大血管擴大瓣膜的相對性狹窄或閉鎖不全，血流速度加快
發生時間	收縮期、舒張期皆可	一般都在收縮期
出現部位	各瓣膜區皆可出現，範圍廣泛，常沿血流方向傳導	多在心尖部及肺動脈瓣區，局部性，範圍小
性　質	收縮期者多為粗糙的吹風性，舒張期者多爲隆隆的雷鳴樣，強而長，持久	柔和，呈吹風性，弱而短，易變
強　度	常在三級以上	常為一、二級雜音
伴隨體徵	多伴有心臟病其他體徵，如心臟變大	通常不伴有心臟病其他體徵

心雜音的存在，不一定就表示心臟有病，有些心臟病卻沒有雜音。心臟有器質性病變所產生的雜音稱為器質性雜音，心臟本身無器質性損害時聽到的雜音稱為功能性雜音，二者鑒別見表七。

㈤腹部：

波。

1.望診：觀察腹部外形，有無明顯膨隆或凹陷。腹部有無靜脈曲張。有無可視的腸蠕動波。

2.觸診：觸診時通常使病人取仰臥位，兩腿屈起以使腹部鬆弛。注意檢查腹部有無壓痛、反跳痛、拒按或喜按。腹肌有無緊張。腹部有無可觸之包塊等。觸診肝臟和脾臟是否腫大，注意其程度、大小、硬度、有無觸痛等。

3.叩診：除肝脾區外，腹部其他部分聽診多呈鼓音。胃腸脹氣及氣腹時，鼓音區擴大；且音調常變高。腹水時可出現移動性濁音。

4.聽診：腸蠕動產生的聲音稱為腸鳴音。腸炎、腸梗阻時腸蠕動增加，腸鳴音增強；腸麻痺時腸蠕動減少或停止，腸鳴音減弱以至消失。

㈥脊柱及四肢：

1.脊柱：注意脊柱生理彎曲及活動度、有無畸形、棘突和脊肋角有無壓痛及叩擊痛，脊柱有關傳導叩擊痛。

2.四肢：注意有無畸形、壓痛、腫脹、癱瘓、運動障礙等。有無皮膚水腫、肌肉萎縮、下肢靜脈曲張和杵狀指（趾）等。

㈦神經反射檢查：

臨床氣功常用的神經反射檢查有以下幾種：

1.腹壁反射：以鈍針（例如製棉拭子的竹棍、火柴棒，削好的鉛筆等）急划腹壁時，則見同側的腹肌收縮。腦出血等錐體束損害時，腹壁反射常消失。

2.膝反射：用叩診錘或手掌尺側面叩擊膝腱，此時引起股四頭肌收縮，小腿伸展。正常時兩側膝反射伸展動度適中。膝反射亢進常見於腦出血等錐體束損害時，以及神經衰弱、癔症等，反射減弱或消失常見於多發性神經炎、小兒痲痺症等。

3.肱二頭肌反射：檢者一手握住病人肘部，拇指放在肘窩處的二頭肌腱上，用另一手握錘叩擊自己的拇指，引起病人的前臂屈曲。此反射的臨床意義與膝反射相同。

4.角膜反應：用細棉花絲輕觸角膜，正常時可見眼瞼急閉。角膜反應消失常見於深昏迷或垂危病人。

5.瞳孔對光反應：以手電筒光照射病人瞳孔，正常時可見瞳孔敏捷收縮。瞳孔反應遲鈍或消失見於深昏迷和垂危等時。

6.病理反射：常察足跖病理反射和膝關節伸直反射。

足跖病理反射（原稱巴彬斯基氏徵）係以鈍針或火柴棒劃足底的外側，方向由足跟向足尖，正常時各趾向足底屈曲，此為陰性。若拇趾向足背部翹起，其他各趾呈扇形分開，則為陽性，提示中樞神經錐體束有損害，如腦出血、昏迷等。一、二歲以下的正常小兒的錐體束未發育完全時，此徵亦呈陽性（見圖6—1）。

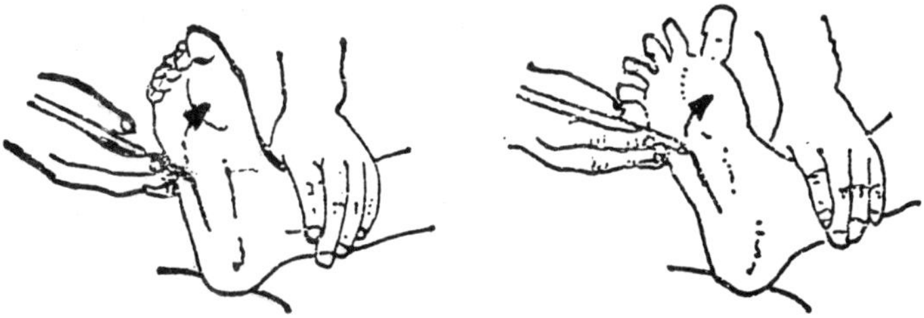

(一)陰性　　(二)陽性

圖6-1　足跖病理反射

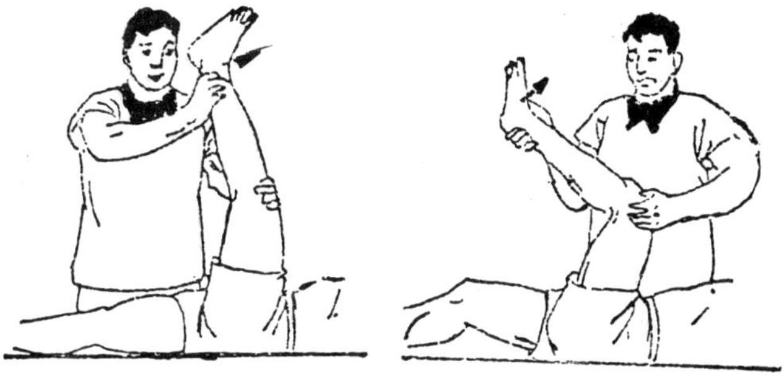

(一)陰性　　(二)陽性

圖6-2　膝關節伸直反射

膝關節伸直反射（原稱克尼格氏徵）係病人仰臥，其一側下肢在髖關節和膝關節兩處屈曲成直角，他人以左手固定其大腿，右手緊推其踝部使膝關節伸直時的反射。正常時能伸直，此為陰性反應；若遇阻力或病人訴疼痛，則為陽性反應，表示有腦膜刺激徵象，常見於腦膜炎和腦炎等病（見圖6—2）。

第四節　化檢驗查

化驗檢查是用化驗方法檢查病人的各種體液和排泄物，如血液、尿、糞便、痰、腦脊髓液等，有輔助診斷的作用，其中最簡單而常用的是血、尿、便常規化驗，簡稱「三大常規」。

一、血常規

血常規包括血紅蛋白測定、紅細胞計數、白細胞計數及白細胞分類計數等四項。其正常值及臨床意義見表八。

表八　血常規化驗

項目	正常值	臨床意義
(1)血紅蛋白計數	（一〇〇毫升血） 男：一二～一六克 女：一一～一五克 小兒：一二～一五克	增多：見於血液濃縮（脫水）和慢性組織缺氧（例如高山病） 減少：見於各種貧血，例如，缺鐵性貧血、鈎蟲病、失血等
(2)紅細胞計數	（每立方毫米血） 男：四〇〇～五五〇萬 女：三五〇～五〇〇萬 小兒：四〇〇～五〇〇萬	與血紅蛋白計數相同
(3)白細胞計數	（每立方毫米血） 成人：五〇〇〇～一〇、〇〇〇 小兒：八〇〇〇～一二、〇〇〇	增多：見於感染（例如肺炎、闌尾炎）、出血、中毒、白血病等，亦可見於飯後、劇烈運動後 減少：見於一些傳染病（例如流感、痲疹）、嚴重敗血症、藥物（如磺胺、氯黴素）反應、放射線作用（例如X線）、一些血液病
(4)白細胞分類計數	中性白細胞 六〇～七〇％	與白細胞計數相同
	淋巴細胞	增多：見於中性白細胞減少時，亦可見於結核、百日

二〇～三〇%	咳等 減少：見於中性白細胞增多時
嗜酸性白細胞 〇～四%	增多：見於寄生蟲病、過敏性疾病（例如支氣管哮喘、蕁麻疹）、一些皮膚病
嗜鹼性白細胞 〇～一%	臨床意義不多
單核細胞 一～六%	增多：可見於急性傳染病恢復期

二、尿常規

尿常規化驗包括理學檢查、化學檢查及顯微鏡檢查三項：

㈠理學檢查：

1.顏色和透明度：正常尿為淡黃色，透明。寒證病人小便清長，熱證病人小便赤短。黃疸時尿呈深黃色，血尿時尿內有新鮮紅細胞，尿呈紅色，溶血時紅細胞被破壞，尿呈棕紅至醬油色。尿呈乳白色見於尿內有大量磷酸鹽存在，亦可見於泌尿道化膿性感染和血絲蟲病。

2.比重：正常尿比重波動範圍很大，可為一·〇〇三—一·〇三〇，一般在一·〇一五—

一·〇二〇之間。尿比重增高見於高熱、糖尿病等。慢性腎炎至腎功能嚴重損害時，尿比重值低而固定。

㈡**化學檢查**：

1.反應：正常尿呈弱酸性或鹼性。

2.蛋白定性：用一般化驗方法檢查不出正常人尿中蛋白質。尿蛋白陽性見於腎炎、心衰、發熱性疾病和泌尿道感染等。

3.糖定性：正常人的尿糖試驗陰性，出現糖尿主要見於糖尿病，亦可見於食糖過多等。

㈢**顯微鏡檢查**：

用原尿或尿沉澱檢查，注意觀察有無紅、白細胞、上皮細胞，各種管型及結晶等。正常人的尿，用此法一般檢查不出紅細胞及管型，可有少許白細胞（每一高倍視野不超過三、五個）、上皮細胞及鹽類結晶。

尿內有紅、白細胞及管型，見於各種腎臟損害，例如，腎炎、泌尿系感染等。鹼性尿常見於磷酸鹽結晶，服用磺胺類藥物，尿內可見磺胺結晶。

三、大便常規

大便常規包括肉眼檢查及鏡檢二項。

㈠肉眼檢查：

注意糞便的顏色、性狀、硬度和臭味，有無未消化食物、粘液、膿血以及寄生蟲等。正常人的大便成形、色黃、無膿血或粘液。寒證病人大便稀薄不臭，熱證病人大便黃粘腥臭。大便含有膿血和粘液見於痢疾；大便稀薄、含有未消化食物或粘液見於腸炎。

㈡顯微鏡檢查

注意有無紅細胞、膿球（破壞的白細胞）、呑噬細胞、蟲卵等，以有助痢疾、腸炎和寄生蟲病的診斷。

第七章

氣功按摩療法

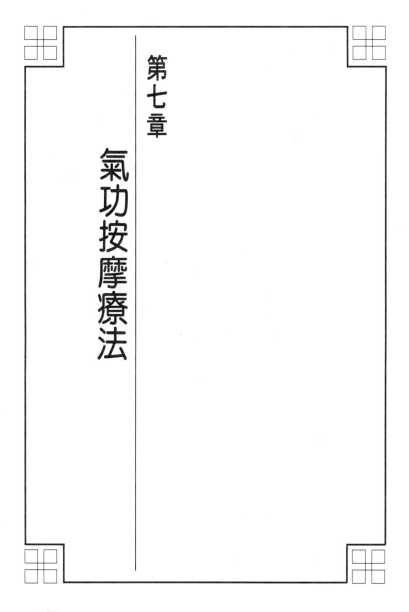

氣功按摩是從古代「導引」、「按蹻」基礎上延續和發展起來的一種簡便易行、治療有效的保健強身、延年益壽方法。

我國的按摩療法與西方按摩療法相比，具有獨特的民族風格。它以中醫陰陽五行、營衛氣血、經絡臟腑學說等理論為指導，並應用中醫辨證論治的原則進行施治。

氣功按摩是氣功與按摩相結合的方法。操作者使丹田之氣運行於操作之手，再作用於患者或自身被按摩的部位，起到防治疾病與健身的作用。

第一節　氣功按摩療法的特點及作用

㈠、氣功按摩療法具有氣功與按摩兩者的特點。當氣功師給患者按摩時，操作者必須經過氣功鍛鍊，能將丹田之氣運行於手進行按摩。當自我按摩時，首先患者本人要進行氣功鍛鍊，使內氣不但運行至按摩的手，而且要運行至被按摩的部位。因此，不管是氣功師或進行自我按摩的患者，都必須先練氣功，在練功有素、能進行內氣運行時，再去掌握按摩方法，使兩者結合起來。

㈡、循經取穴是氣功按摩的另一特點。經絡是人體全身氣血運行的通道。經絡系統保持暢通，人體的氣血才得以正常運行。如果經絡系統出現異常變化，人體正常機能活動也將發生障礙，從而導致人體產生疾病。通過氣功按摩，促使經絡通暢、「內氣」順利運行，以達到防治疾病的作用。

㈢、動靜結合。氣功按摩是一種被動運動，在治療時患者本人應進行內在入靜，以加強效果。

由於以上的特點，氣功按摩有以下的作用：

1.調節中樞神經。氣功按摩能調節大腦皮層的興奮和抑制過程，降低大腦皮層對病痛的感受性，達到止痛、鎮痛之作用。

2.消除炎症和腫脹，舒筋活絡，活血化瘀。氣功按摩能改善全身和局部血液循環，使被按摩的部位毛細血管舒張，加速炎症滲出物的吸收，使局部腫脹和瘀血消散，達到治療的作用。

3.改善關節活動功能，增強肌力。氣功按摩通過按摩手法和氣功之「氣」的作用，使頸、腰和肢體障礙的關節功能得到改善，萎縮的肌肉得到恢復。

4.強身保健。氣功按摩，特別是自我按摩，能促進皮脂腺的分泌，改善皮膚彈性，延緩皮膚衰老過程。腹部氣功按摩能促進腹腔臟器的蠕動和分泌功能，因而促進消化吸收，有益於身體健康。

第二節　氣功按摩的常用手法

氣功按摩中常用手法有十種：按、揉、捏、擦、抓、推、掐、點、揪和叩。

㈠按法：用手指和手掌按壓在皮膚或穴位處，運氣施功（示圖7—1）。

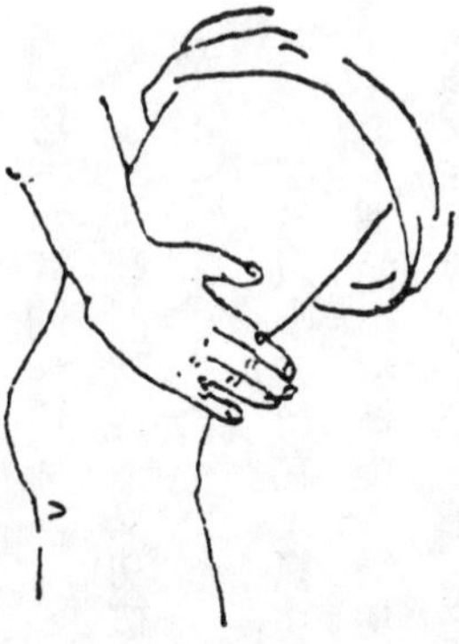
圖7-1　按法

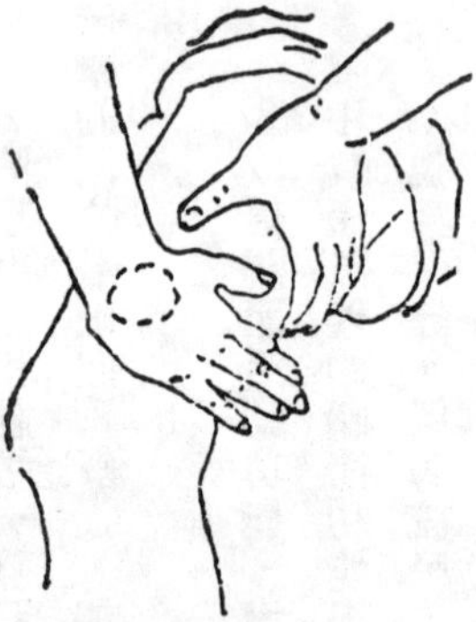
圖7-2　揉法

㈡揉法：用手指和手掌按壓在皮膚或穴位處進行揉法運氣施功（示圖7—2）。

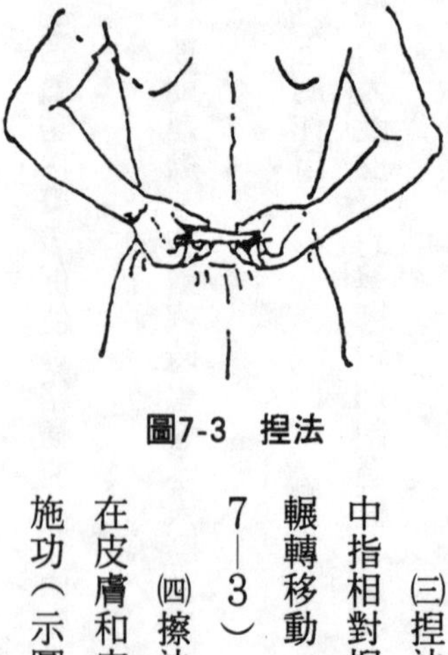
圖7-3　捏法

㈢捏法：用拇指與食、中指相對捏住肌肉或韌帶並輾轉移動，運氣施功（示圖7—3）

㈣擦法：用手指或手掌在皮膚和穴位處，運氣摩擦施功（示圖7—4）。

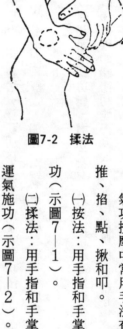

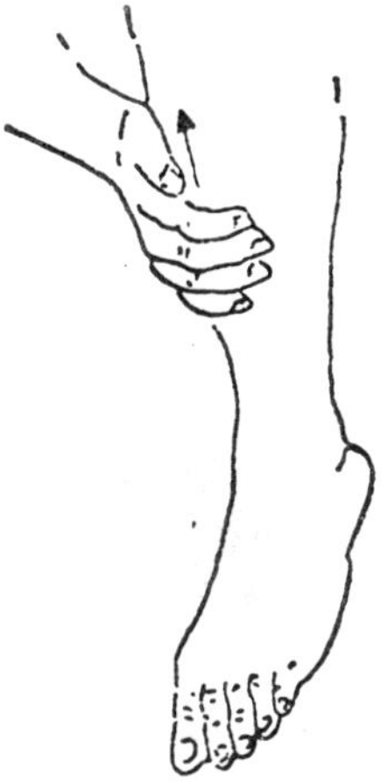

圖7-4　擦法

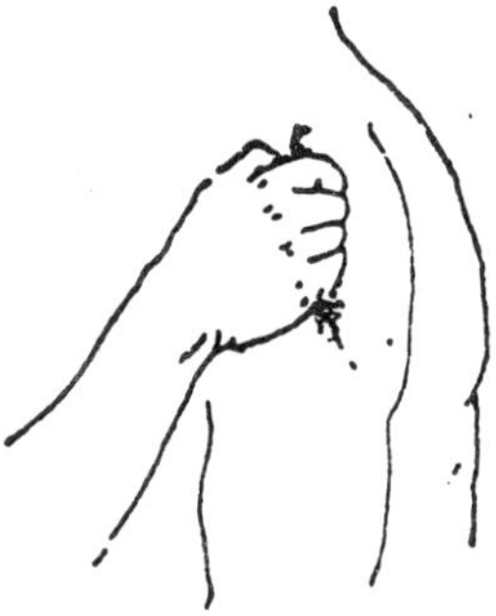

圖7-5　抓法

(五)抓法：拇指與其餘四指相對，抓起患處肌肉運氣施功（示圖7—5）。

(六)推法：操作者運氣至內勞宮穴或指端，用手指或手掌在患者皮膚或穴位處進行按摩（示圖7—6）。

(七)掐法：用手指在穴位處運氣施掐功壓法（示圖7—7）。

(八)點法：用單（雙）指點按於患部及穴位處，運氣施功（示圖7—8）。

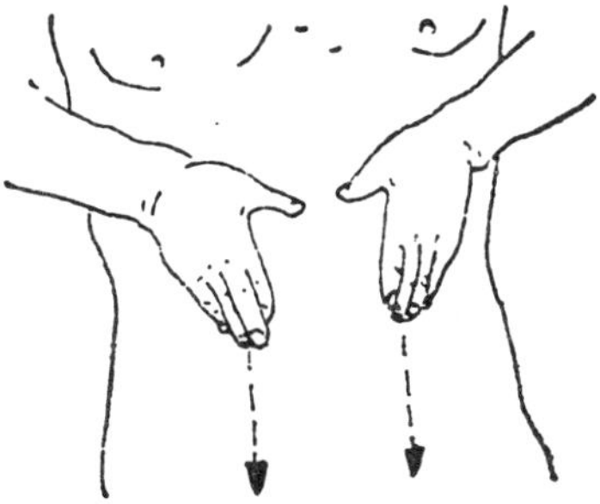

圖7-6　推法

(九)揪法：用二指或三指捏住患部肌肉或韌帶並上提，運氣施功（示圖7—9）。

(十)叩法：用指、掌心或掌叩擊軀體患部，進行運氣施功（示圖7—10）。

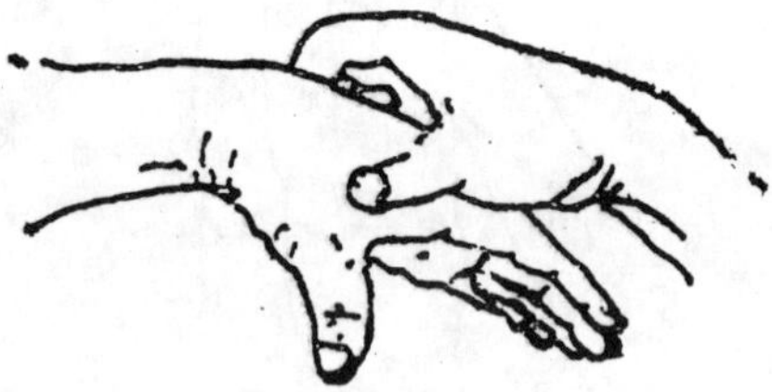

圖7-7　掐法

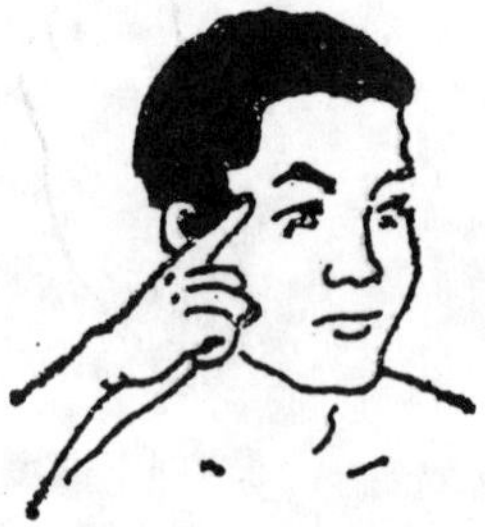

圖7-8　點法

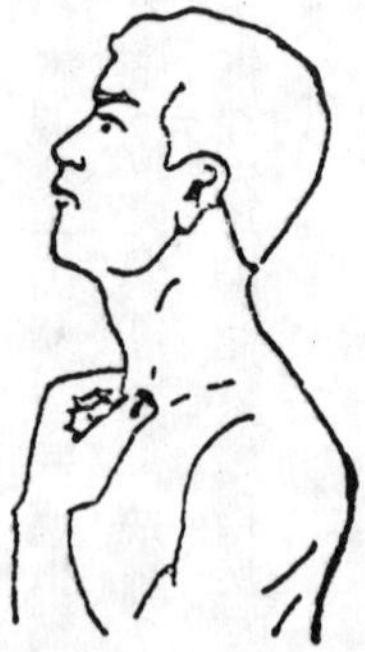

圖7-9　揪法

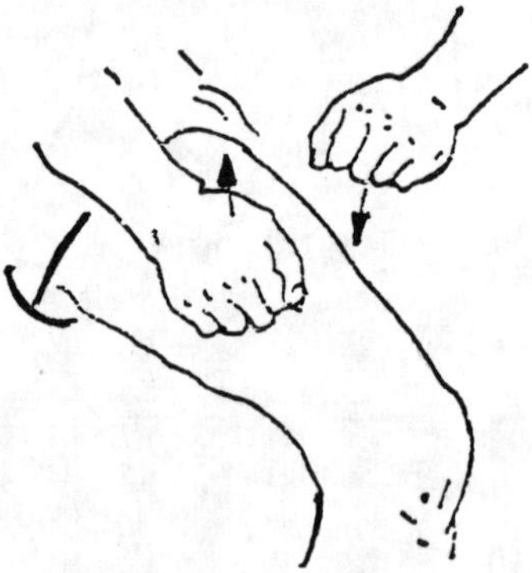

圖7-10　叩法

第三節　氣功按摩的原則及注意事項

㈠辨證施治原則：必須因人因病選擇治療手法。用力過小則起不到治療作用；用力過大則易起不良反應，其至造成皮膚損傷。用力適當，患者自感有酸、麻、脹感和輕鬆感即可。

㈡施手法要有補瀉區別：輕力順經絡行走方向運氣施功按摩為補法；重力逆經絡行走方向運氣施功按摩為瀉法。實症者施行瀉法，虛症者施行補法。

㈢循經取穴：氣功按摩與經絡關係密切。「氣」是循經絡走行的，因此，按摩時必須根據疾病的特點循經取穴，才能取得療效。手、足各有三條陰經。手三陰是從胸部走向手部，手三陽是從手部走向頭部，足三陰是從足部走向腰部；足三陽是從頭部走向足部。任督兩脈都從會陰上行。每條經絡上都有各自的穴位，供按摩時選擇。

㈣循序漸進：開始手法要輕、選穴要少，按摩重複次數要少。以後逐漸加重手法，增加重複次數和按摩穴位。否則，易造成不良反應和損傷皮膚。

㈤氣功按摩技術人員必須堅持氣功與拳術鍛鍊，不但要掌握按摩手法，而且要能運行內氣及發放「外氣」，才能達到氣功與按摩兩方面作用，解除病人的痛苦。

㈥患者被按摩時，力求內心入靜、肌肉放鬆，保持合適的體位。

㈦治療時操作者所用的功力（壓力）須均勻，動作有節律。且必須會雙手操作。

第四節　氣功按摩的適應症及禁忌症

一、適應症

根據近年來各種氣功雜誌和刊物的報導及開展氣功治療的臨床實踐經驗，氣功按摩的適應症如下：

㈠腦神經系統：腦動脈硬化、中風後遺症、小胸萎縮症、多發性硬化症、進行性肌營養不良、偏頭痛、神經性頭痛、失眠、神經衰弱和坐骨神經痛。

㈡心血管系統：冠心病、風濕性心臟病、高血壓、低血壓、脈管炎、靜脈炎、白細胞減少症和不同原因引起的貧血等。

㈢呼吸系統：哮喘、慢性支氣管炎、肺纖維化。

㈣消化系統：胃下垂、胃及十二指腸潰瘍、胃竇炎、淺表性胃炎、慢性闌尾炎、腸粘連、便秘、肝膽等各種疾病。

㈤內分泌系統：糖尿病、甲亢（甲狀腺機能亢進）、痛風。

㈥泌尿系統：慢性腎炎（腎病綜合症）、膀胱炎、尿瀦留及腎下垂。
㈦運動系統：風濕性關節炎、肥大性脊柱炎、半月板損傷、腰椎間盤突出症、梨狀肌綜合症、肩周炎、頸椎病、骨折癒合後功能康復。
㈧生殖系統：遺精、陽萎、乳腺炎、月經不調、更年期綜合症、閉經、痛經。
㈨五官科疾病：近視、遠視、青光眼、視神經萎縮、神經性耳聾、白內障、慢性扁桃體腺炎。
㈩皮膚科病：神經性皮炎、蕁痲疹等。
⑪腫瘤或癌症。可止痛、增進食慾、改善睡眠、延長生命。

二、禁忌症

氣功按摩使用的範圍較為廣泛，但並非任何病、任何部位都可以按摩。因此，按摩前應有醫者檢查診斷，然後決定施何手法及作病區的選擇。病情未明確診斷者，不可實施。氣功按摩的禁忌症是相對性的，一般有以下幾方面：
㈠發燒及嚴重感染的患者，如急性靜脈炎患者。
㈡皮膚病與傳染病的患者，如濕疹、褥瘡以及各種急慢性傳染病患者。
㈢腫瘤或癌症晚期並出血患者。

㈣婦女妊娠和不同原因引起大出血患者。

第五節　氣功按摩操作常規

一、操作者常規

㈠在操作前、後須洗手。手須溫暖，指甲應剪短。
㈡情緒不宜緊張，應精神愉快、肌肉放鬆。
㈢操作時須戴口罩，穿窄袖或短袖工作服，以防傳染和方便操作。
㈣治療時要詳細了解患者病情，治療部位要恰當並將治療部位加以托扶或支墊。
㈤治療時操作者所用的功力（壓力）須均勻，動作須有節律且必須會雙手操作。

二、患者常規

㈠要有信心戰勝疾病，要與操作者認眞配合以利於治療。
㈡更換衣服以便於暴露治療部位。並且避免因衣物過緊而妨礙血液循環。
㈢治療前應擦洗乾淨皮膚。皮膚濕潤者可用少量滑石粉，皮膚乾燥者宜用少量油劑，如樟腦油、冬青油、可可奶油、硼酸軟膏、風油精等。將油擦在患者的治療部位或操作者的手掌後，即可運氣施治並進行氣功保健按摩。

第六節　常見病的氣功按摩療法

一、偏癱

偏癱是指腦血管意外（中風）後所引起的患者一側肢體癱疾、半身不遂，有的還有語言障礙、口嘴歪斜等症狀。

㈠選穴與手法：

1.選穴：百會、風府、大杼、合谷、肩井、委中、承山及背部、膀胱經穴等。

2.手法：對痙攣型偏癱選用按、揉等手法，對患者背部及四肢進行運氣施功按摩；對弛緩型偏癱選用按、揉、點、叩等手法，對癱瘓的肢體進行較強的氣功按摩。

㈡治療作用：

通過氣功按摩改善腦部血液循環，解除血管的痙攣，提高新陳代謝，減輕癱瘓的症狀，降低肌肉的張力，促進肢體功能恢復。

二、頭痛

頭痛是由很多疾病引起的一種症狀，根據病因的不同，有風火頭痛、血虛頭痛，肝陽頭痛等。應根據病因及部位進行辨證施治：

㈠風火頭痛：

由上感引起，其症狀為鼻塞流涕、眼紅咽痛、發熱、四肢倦怠，頭痛部位多在兩前額和兩顳部。

1.選穴：至陰、太陽、絲竹空、風池、風府、大椎、百會等。

2.手法：揉至陰穴六—八次，兩側太陽穴絲竹空穴六—八次，點揉按風池、風府、大椎等穴六—八次，運氣點百會穴並順序下點，以袪病痛。

3.治療作用：清瀉風火，疏通經絡，減輕頭部疼痛。

㈡血虛頭痛：

由體弱或貧血所致，常出現頭暈，站立或活動時症狀加重。

1.選穴：百會、湧泉、足三里、氣海、腎兪、太溪、外關、列缺等。

2.手法：氣功師在運氣施功的基礎上對患者的百會、湧泉、足三里、氣海等穴進行按摩，揉捏腎兪、太溪、外關、列缺等穴六—八次。

3.治療作用：活血化瘀，調補氣虛，減輕頭痛症狀。

㈢肝陽頭痛：

由高血壓引起，患者感到頭部脹痛。

1.選穴：百會、湧泉、足三里、內關等。

2.手法：氣功師運氣施功導引頭部之氣，由百會至湧泉穴五分鐘；運氣施功按、揉、點湧泉、足三里、內關等穴六—八次。

3.治療作用：瀉肝火，降低血壓，減輕頭痛症狀。

三、落　枕

落枕的原因與睡眠時頸部姿勢不適有關。一般發生在體弱或過度勞累而又休息不當時，或為扭傷所致。患者頸肩部酸痛，嚴重時頭部活動受限（不靈活）。氣功按摩治療落枕效果較好。

1.選穴：百會、風池、風府、風門、肩井、大椎、絕骨等。

2.手法：氣功師運氣施功將患者的百會、風池、風府、風門、肩井、大椎等穴位之「氣」向下導引五分鐘；運氣施功對承山、復溜、絕骨等穴進行按摩。

3.治療作用：疏經活血，解痙止痛。

四、腰腿痛綜合症

腰腿痛綜合症包括急性腰扭傷、腰肌勞損、姿勢性腰痛、腰背肌筋膜炎、腰椎間盤突出等，均適以氣功按摩治療。

㈠選穴：三陰交、復溜、環跳、承山、委中、腕骨等。

㈡手法：1.運氣施功後對患者腰背部進行按、揉、推等手法的按摩，以放鬆緊張的腰背肌；2.用拇指點按患側環跳、委中、承山等穴位六—八次；3.運氣於手指，彈、撥腰後膕窩處的肌腱六—八次或點按腕骨、陽陵泉，以減輕腿痛。

㈢治療作用：疏通經脈，活血止痛。

五、腹痛

急慢性胃炎、萎縮性胃炎、潰瘍病等症狀為上腹部持續性肌痛，食慾減退。

㈠選穴：內關、足三里、中腕、梁門、至陰、脾俞、胃俞、三焦俞等。

㈡手法：1.點穴止痛法，選用內關、足三里進行點穴按摩六—八次；2.雙拇指治肋弓，進行分推，對中腕、梁門、脾俞、胃俞、三焦俞等穴位進行運氣施功；3.用雙手掌在背部（膀胱經和督脈）施揉點法六—八次。

㈢治療作用：調和脾胃、溫中理氣散寒，消炎止痛。

六、肩周炎

肩關節周圍炎，。簡稱「肩周炎」。其病因較複雜，係由局部勞損、外傷風寒所致。其主要症狀為關節疼痛和運動障礙。

㈠選穴：肩井、風門、肩髎、肩髃、天宗、肩貞等。

㈡手法：1.運氣施功點、掐肩井、風門、肩髎、天宗、肩貞等穴位六—八次；2.運氣施功擦、抓、揪、叩諸穴六—八次，以達止痛；3.氣功導引肩關節被動運動。

㈢治療作用：疏通經絡，調和氣血，消炎止痛。

七、膝關節疼痛

膝關節為下肢的中心，易發生韌帶扭傷，半月板損傷和艮性關節痛，其共同的表現為膝關節疼痛。

㈠選穴：委中、膝眼、鶴頂、梁丘、髓骨等。

㈡手法：1.運氣施功進行推、擦、揉膝部六—八次；2.以運氣點穴法點、掐委中、膝眼、鶴頂、梁丘等穴位六—八次，；3.氣功導引膝關節曲伸運動。

㈢治療作用：消炎止痛，促進關節內滲出液吸收，通利關節，恢復功能。

八、踝關節扭傷

常因行走跑跳不慎，致踝關節扭傷。除骨折外，可採用氣功按摩。

㈠選穴：承筋、承山、絕骨、復溜、金門、中脈、仆參、京骨、昆侖等。

㈡手法：1.運氣施功，由足趾至踝部作向心性輕手法按揉；2.運氣點、掐承筋、承山、絕骨、附陽等穴和按揉金門、中脈、仆參、京骨、昆侖等穴位六—八次；3.運氣導引踝關節背屈六—八次。

㈢治療作用：疏經活絡，活血化瘀，通利關節，解痙止痛。

第七節　氣功按摩的經穴分布及主治病症示意圖

頭頸部側面主要穴位分布

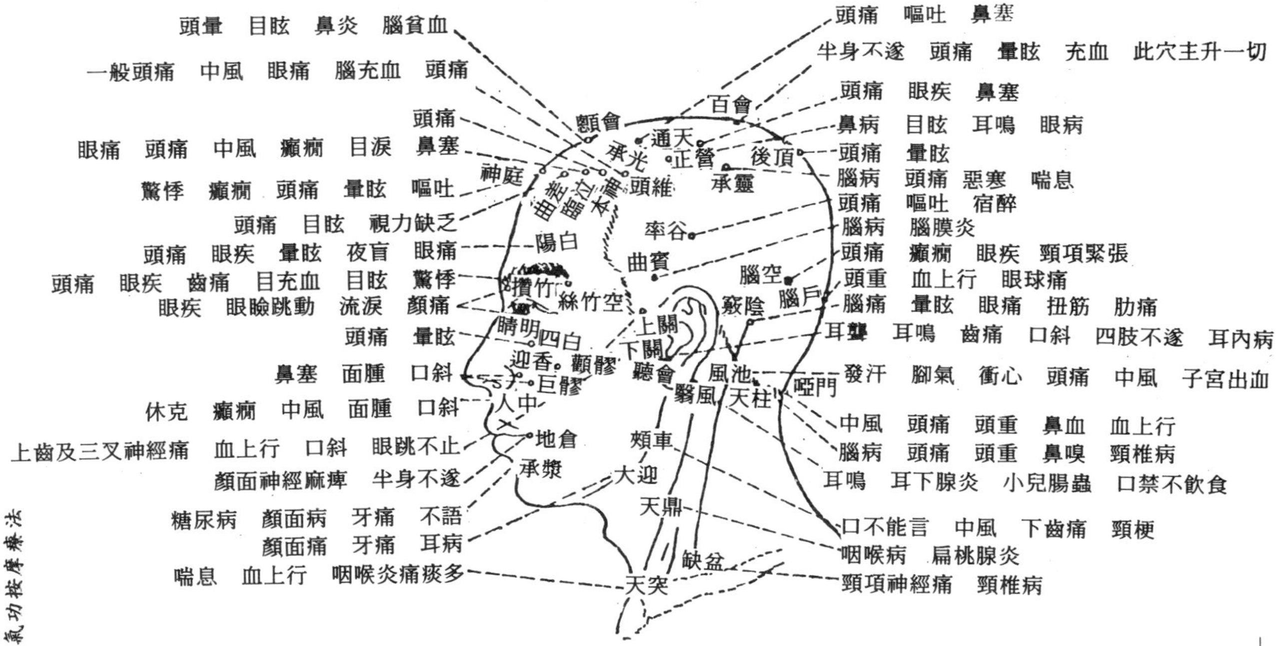

圖7-11 氣功保健按摩療法經穴分布及主治病症示意圖

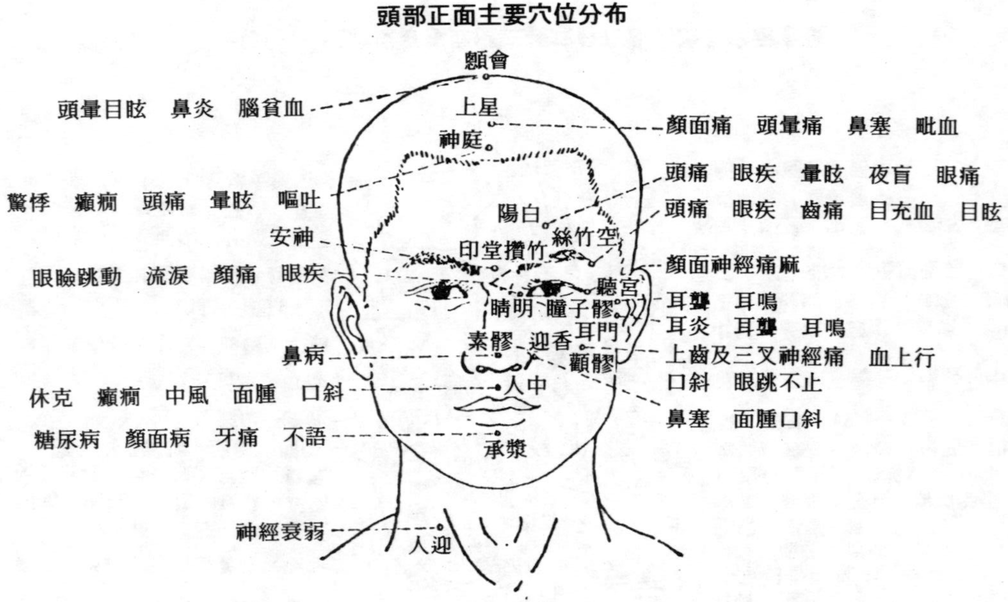

圖7-12　氣功保健按摩療法經穴分布及主治病症示意圖

頭、肩部背面主要穴位分布

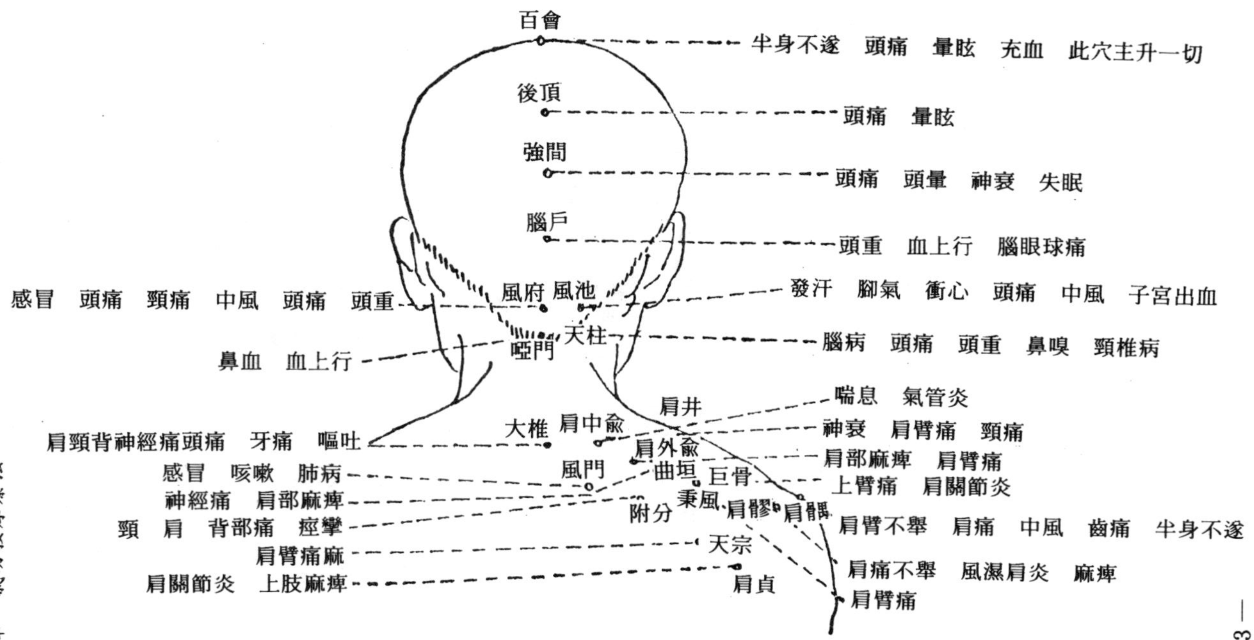

圖7-13　氣功保健按摩療法經穴分布及主治病症示意圖

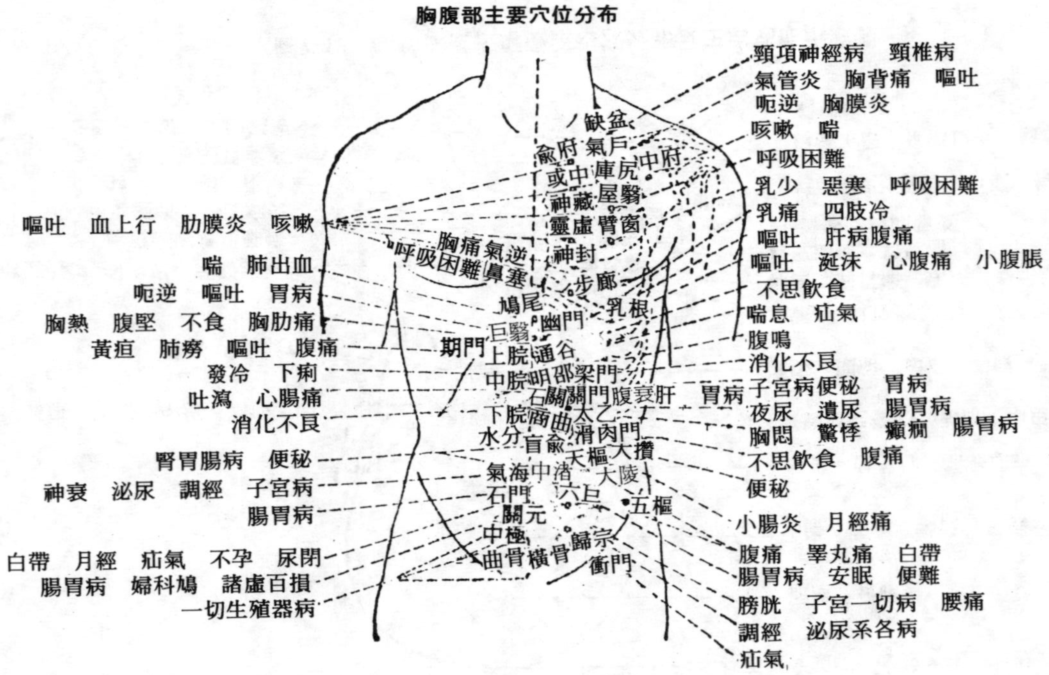

圖7-14 氣功保健按摩療法經穴分布及主治病症示意圖

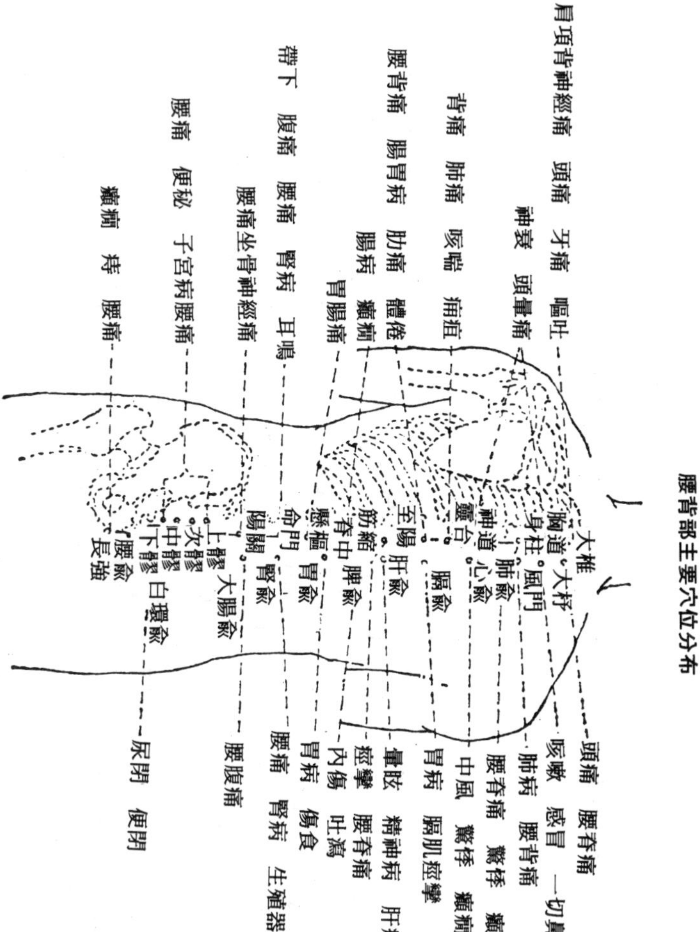

圖7-15　氣功保健按摩療法經穴分布及主治病症示意圖

肩　臂部主要穴位分布

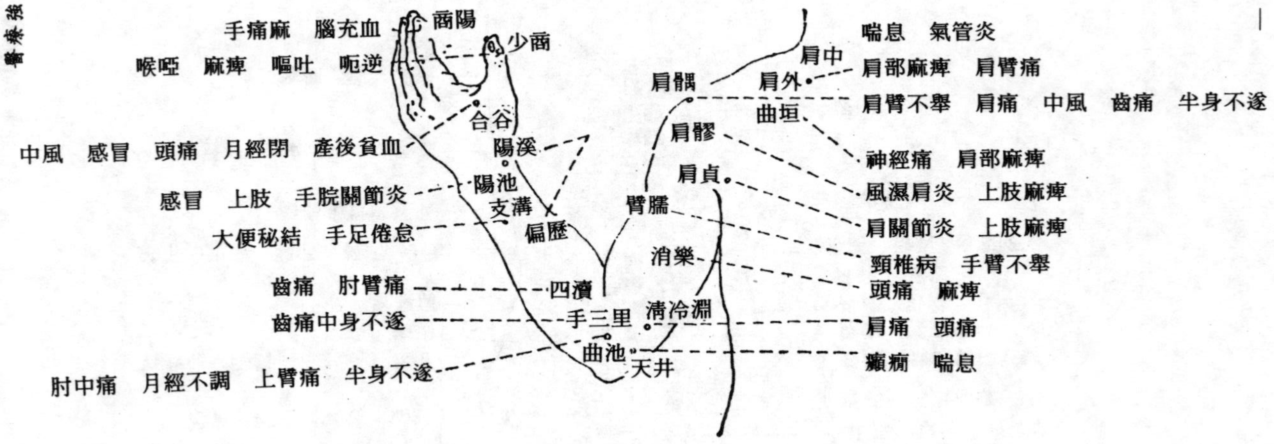

圖7-16　氣功保健按摩療法經穴分布及主治病症示意圖

臂　手部外側主要穴位分布

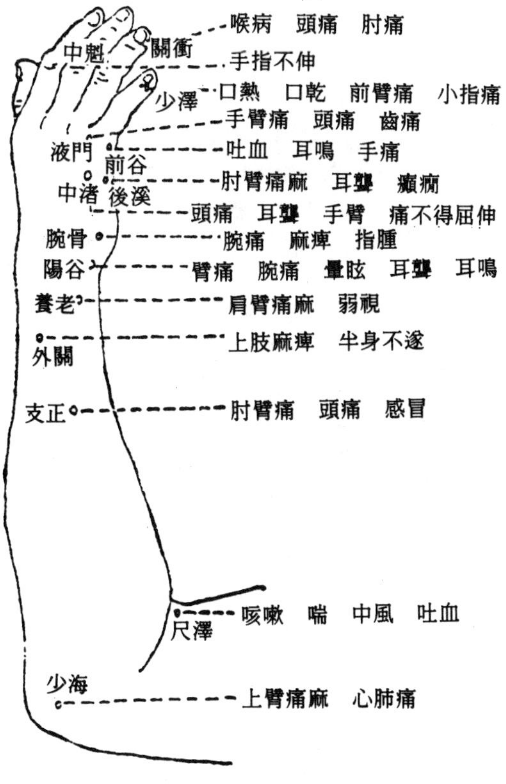

圖7-17　氣功保健按摩療法經穴分布及主治病症示意圖

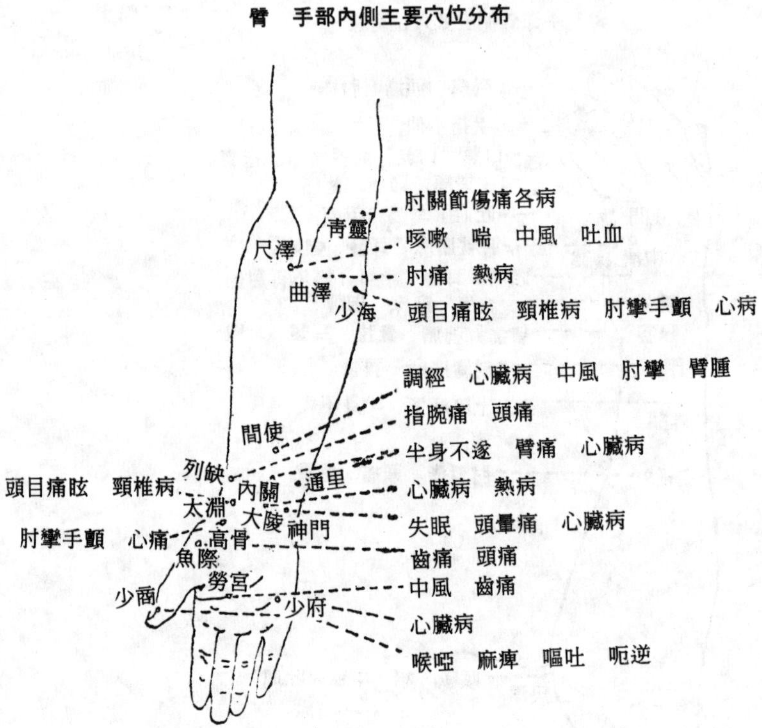

圖7-18　氣功保健按摩療法經穴分布及主治病症示意圖

下肢正面主要穴位分布

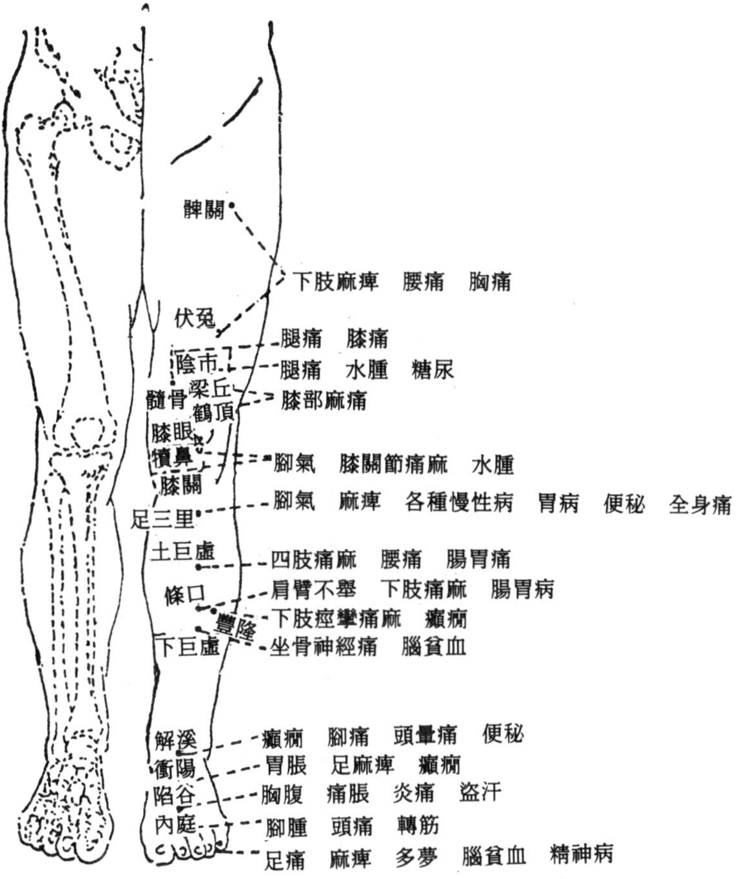

圖7-19　氣功保健按摩療法經穴分布及主治病症示意圖

下肢背面主要穴位分布

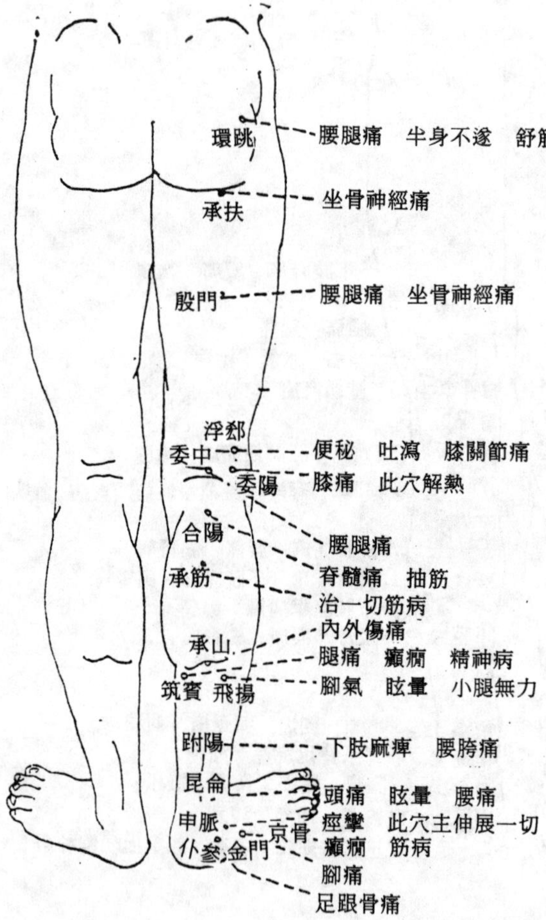

圖7-20　氣功保健按摩療法經穴分布及主治病症示意圖

下肢側面主要穴位分布

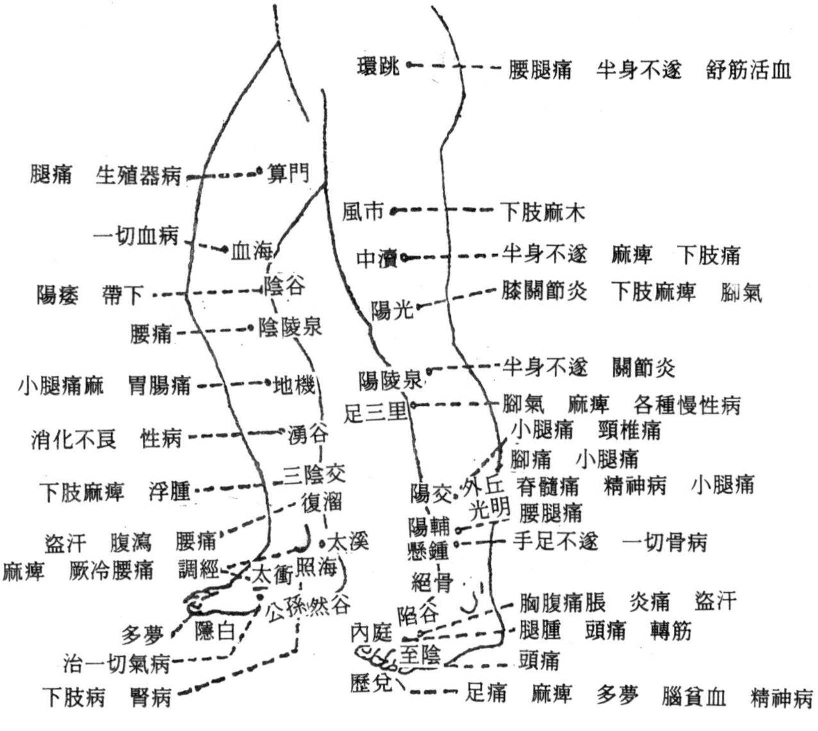

圖7-21　氣功保健按摩療法經穴分布及主治病症示意圖

足部主要穴位分布

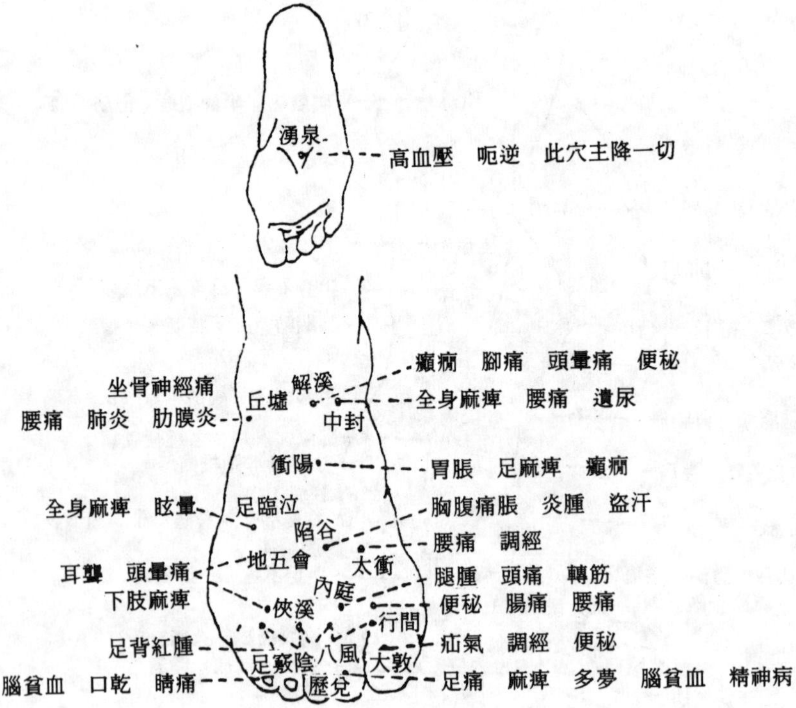

圖7-22　氣功保健按摩療法經穴分布及主治病症示意圖

第八章

外氣功功理與功法訓練

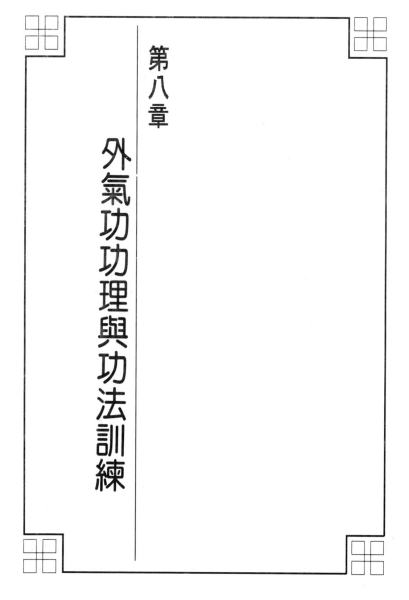

氣功外氣療法是中國醫學遺產的一部分，是氣功療法的一種方法。它是練功有素的醫者從身體某些特定穴位發放「外氣」，在接觸或不接觸患者軀體的情況下作用患者某穴位或部位，使患者體內感受到酸、痲、脹、熱、涼、沉重等感覺乃至軀體運動（稱為得氣感），從而達到治療疾病的目的。故此稱為氣功外氣療法。

第一節　外氣功概述及物理效應

氣功是「內練一口氣，外練筋骨皮」的一種功夫。它有武術氣功與醫療氣功之分。醫療氣功又分為自我心身鍛鍊。防病治病，延年益壽和氣功醫師發放「外氣」為患者治病的兩種方法。

氣功外氣治病是氣功治療的一種方法，古時稱之為「布氣」。如《晉書》中說：「學道者，至足之餘，能以氣與人，謂之布氣，晉書虛能以此法療人疾」。這說明古代人早就用外氣治療疾病了。現在許多練功家認為，氣功是經過長期鍛鍊而得來的真氣（元氣），是人體的一種「潛在功能」，是人的一種內功。

「氣」是推動人體生命活動的基本物質。「以氣為血帥，血為氣之母」，氣血理論、氣化理論等都涉及到氣的物質問題。這種真氣是客觀存在的，有其複雜的物質性，具有人體場、次聲波、紅外輻射、微粒流等。許多單位和學者都先後測得了外氣的諸種效應。中國科協主席錢學森教授提出建立人體科學後，氣功研究內容更加擴大，氣功在發揮人類自身潛能，開發智能資源等領域將發揮出巨大作用。

這種外氣效應從不同的經絡和穴位作用於人體，能增強其內氣，並能誘導激發經絡的潛在功能，增強經氣的運行，從而起到平衡陰陽、調和氣血、疏通經絡、活血化瘀等作用，以提高人體的抗病能力，從而加強人體有序化過程，達到扶正祛邪之目的。

第二節　外氣功治病的作用機理

氣功外氣是人體在氣功態下有意識地調動機體的內氣，從身體某穴或某一部位較集中地以一定的強度和密度發放出去的氣功信息和能量。其作用一般是調節、改善、治療自身和他人機體的肌肉、經絡、臟腑器官、循環和神經系統等，以疏通經絡，調和氣血，扶正祛邪，增強免疫力。使機體的興奮與抑制協調有序化，有利於提高健身的效能。

一、所謂意、目、手放氣

《內經》載：「古之治病，惟其採精變氣，可視由而已。以視為電，移精變氣」。練功有素氣功醫師在意識高度支配下，將體內的「精」變成氣發出體外，給人治病。外氣發放一般分為意放、目視、手放（有學者稱為意照、目照、手照）。意放為最高級，具有遙控性質，功夫不深是辦不到的；目放為高級，一般練功有素者也需經過艱苦練功方能達到；手放為中級，指具有一定練功水平者將體內精氣導致手上某穴位發放外氣。三者均以意念為主導，但前二者以意念為主導更甚。

外氣發放有著淵遠的歷史，今天進一步研究它、探索它並掌握它，就是為了更好地應用它為人類健康服務。

二、外氣治病四大因素

外氣能治療疾病的因素很多，歸納有以下幾類：

㈠、人與人之間有相通的信息密碼。經外氣作用產生共振、同步，是治療的基礎。

㈡、人與人之間相應部位都有氣血運行、血液循環、氣體交換、新陳代謝，這是治療的內核。

㈢、人都需要吸收大自然之「氣」來充實內氣。

㈣、發功與受功：氣功醫師首先須從主觀意識上調動自身的內氣，使其從特定部位發放出來，作用到患者某部位或穴位，使之產生酸、痲、脹、熱、沉重或軀體不自主地運動等得氣感。這種誘發外氣的過程就是發功的暗示或心理作用過程。對於病人來說，必須思想上信賴外氣的治療效應並自願接受外氣治療。當機體接收到外氣信息後，患者要立即能動地把它轉化為自身內氣，使之很快產生外氣功能效應。這種轉化是在病人的思維誘導參與下，使機體產生的物理、生理效應的過程。這就是受功。

三、辨證施治原則

外氣功治病屬中醫範疇，故很重視辨證施治，外氣施治袪病的辨證方法有補法、瀉法和疏法。《素問》中說：「陽病治陰，陰病治陽」就是有餘者泄，不足者補，使陰陽偏盛偏衰的異常現象，恢復於平衡協調的正常狀態。在氣功臨床實踐中的做法為：

1.對腎虛元氣不足的患者，應採用溫經散寒，補充患者的元氣，增強其抗病能力。患者主觀感覺是有溫熱及脹的感覺。

2.運用瀉法時，患者有涼的感覺。此法有瀉火、退熱、鎮靜、袪除體內經絡及臟腑實熱的邪氣作用。

3.運用疏法時，患者有酸、痲、癢等患感。此法有散瘀袪風、消積解鬱、行氣止痛的作用。

綜上所述，氣在人的生命運動中起著十分重要的作用，決不可輕視它。輕視了它就等於輕視自己的生命，掌握了它等於把握住自己的脈搏，掌握了自己的命運。

使人體生病的先導也是氣。由風、寒、暑、濕、燥、火六因的影響和喜、怒、憂、思、悲、恐、驚七情的干擾導致氣的變化，才引起病機的產生和發展。因此，治療疾病時首先要調氣，然後才治病。氣功醫師發放出來的外氣可以疏通病者的經絡，加快其氣血運行和排出廢濁病氣。氣血運行暢通，疾病即會好轉或治癒是外氣功治療疾病的機制。

第三節　發放外氣的練功方法（又稱外丹功）

發放外氣的功法（又稱為外丹功）是一種內外相兼、動靜結合的功法。本功法具有消除疾病，強壯身體，延年益壽的良好作用。它又是練發放外氣的很好功法，動作簡便，得氣快。

外丹功共分六勢，每勢前均加練預備式。

一、預備式

自然站立（兩腳與肩同寬或站成馬步），兩腳微屈，小腹內收，提肛、縮腎。頭微上頂，兩肩放鬆，全身體重落於兩腳之間。雙目微閉或平視前方

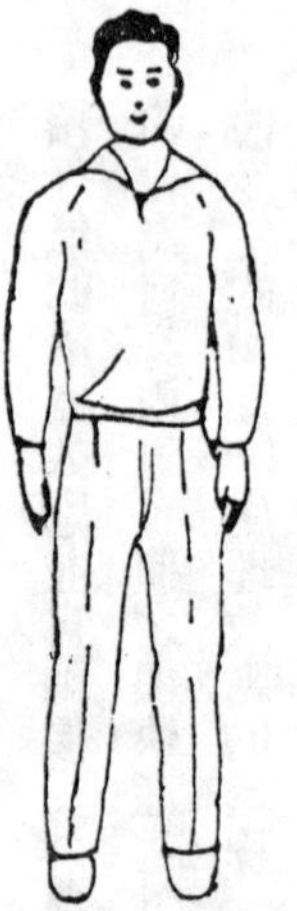

圖8-1　預備式

。口微閉，舌輕舐上腭。兩手放置體側，虛腋含胸，兩掌心向內。凝神聚氣沉丹田（見圖8—1）。

此外，每勢的呼吸與意念隨動作進行，務必偏重呼吸或意念的要求。

二、第一勢——合掌分推

㈠**功法**：接預備式，站成馬步，雙手同時由體側向前上平舉，至胸前時兩掌合攏，掌心相對，指微屈，指尖朝前上方約與鼻同高，掌距胸三十—三十五厘米，兩肘微屈成九十度，如作拱手禮姿勢。然後向兩側緩緩用力分推，兩臂於體側平伸，立掌指尖向上（見圖8—2）。重複上述動作八—十六次。

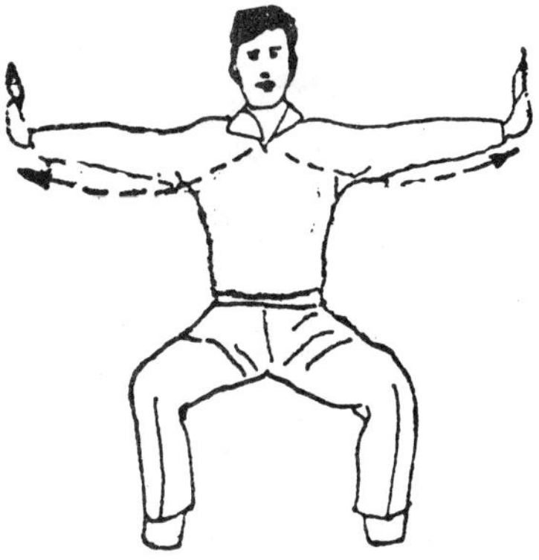

圖8-2　合掌分推

㈡**練功效應**：練功時，自覺兩臂至手掌勞宮穴處有熱脹感，合掌分推運內氣時，覺有沉重、吸引感即可。

㈢**適應病症**：本勢一般適於發放外氣的醫師鍛鍊，同時對頸椎病、肩周炎、肺部疾患也有鍛鍊的治療作用。

三、第二勢——力士托天

㈠**功法**：接預備式，雙手從左右緩緩上舉（相當於

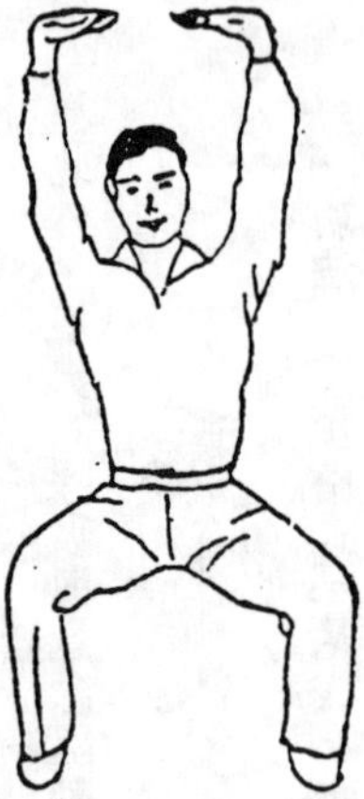

圖8-3　力士托天

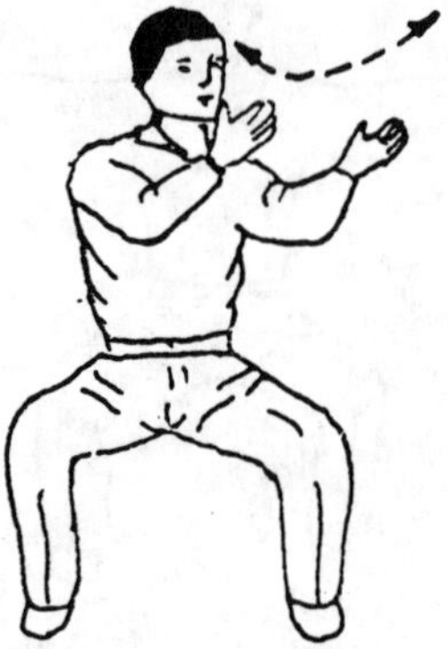

圖8-4　左右運掌

畫一弧形），臂伸直掌心向上，手指朝裡，作托天勢。同時兩腳十指爬地，意念隨手進行。然後兩手徐徐放於體側。重複上托動作八—十六次（見圖8—3）。

㈡**練功效應**：練功時，自覺兩掌內勞宮穴處有熱脹，推時有內在的阻力或沉重感覺，手臂下降時放鬆即可。

㈢**適應病症**：適合於發放外氣的醫師鍛鍊，也可助於減肥、增強胸部肌肉的發展和防治駝背、肺氣腫、頸椎病、肩周炎、脊柱側彎、骨質增生等病症。

四、第三勢——左右運掌

㈠**功法**：接預備式，站成馬步，雙手提至腰部，再以右手在前、左手在後，徐徐用力向右前方推至推不動為止。收回雙手，然後再行左手在前、右手在後，徐徐用力向左前方推至推不動為止。收回雙手至腰部，重複上述動作八—十六次（見圖8—4）。

㈡**練功效應**：練功時，自覺兩臂至手掌心有熱脹感，左右有沉重和阻力感等。

㈢**適應病症**：適合於發放外氣的醫師鍛鍊。能防治頸椎病、肩部疾病、腦偏癱後遺症和肺氣腫等病症。

五、第四勢——太極推掌

㈠**功法**：接預備式，兩手提至兩脇下，雙手指尖向上，掌心向前，手指微屈。稍停後，兩前臂內旋，以意用力向前推掌，掌距約與馬步同寬。然後兩肘屈曲，徐徐用力回收，目視前方。重複一推一收動作八—十六次（見圖8—5）。

㈡**練功效應**：練功時，自覺兩手臂至手掌內勞宮處有熱脹感，手掌推與收回時，伴有沉重和阻滯感。

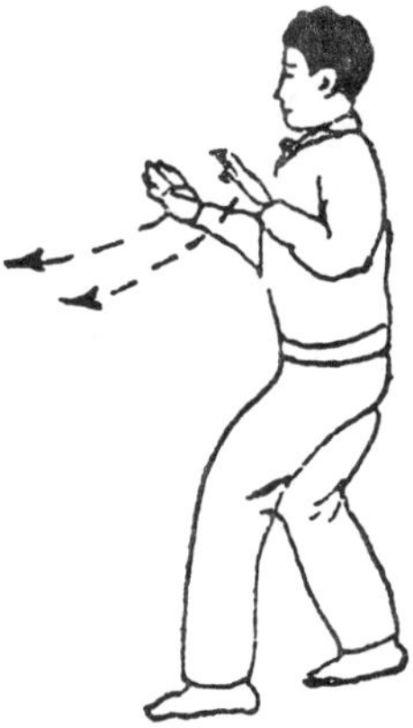
圖8-5　太極推掌

㈢**適應病症**：適合於發放外氣的醫師鍛鍊。可防治頸、肩、腰部疾病，增強腰部及四肢肌力，對強身健體、防治骨質增生等有一定效果。

六、第五勢——劍指獨立

㈠**功法**：接預備式，以右腿站立，左腿屈曲提至腋下。右臂孤形，手呈劍指，左臂置胸前，手呈劍指內合。立二—三分鐘後，以另側腿及手，作劍指姿勢。重複練二—三分鐘或八—十六次（見圖8—6），根據體力酌定。

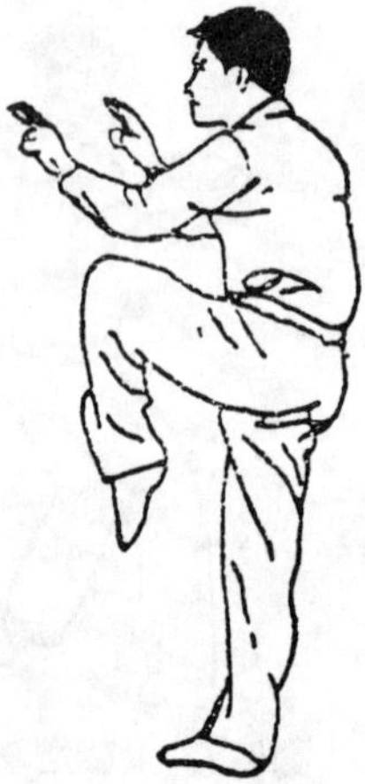

圖8-6　劍指獨立

㈡練功效應：練功時，自覺兩劍指有熱脹感，練完功後感兩腿輕鬆。

㈢適應病症：適合於發放外氣的醫師練功，可用於增強四肢肌力及防治骨質增生等病症。

七、第六勢——馬步揉球

㈠功法：接預備式，右腳向右跨出一步，兩膝彎屈成騎馬勢（半蹲），腰背和頭部保持正直，兩肘內屈，兩手隨著兩腿下蹲時要以意用力向下按壓。五指呈虎爪，懸空於膝蓋的正上方約一掌之距，做揉球動作（見圖8—7）。然後再翻掌，掌心向上，如托千斤重物，以意用力提至胸前，兩膝亦隨之逐漸伸直。重複練習上述動作八—十六次。

㈡練功效應：練功時，自覺兩手掌心處有熱脹感，上下揉球時有沉重感。

㈢適應病症：適合於發放外氣的醫師練功，可強腎和改善胃腸功能，防治頸、肩、腰疾病。

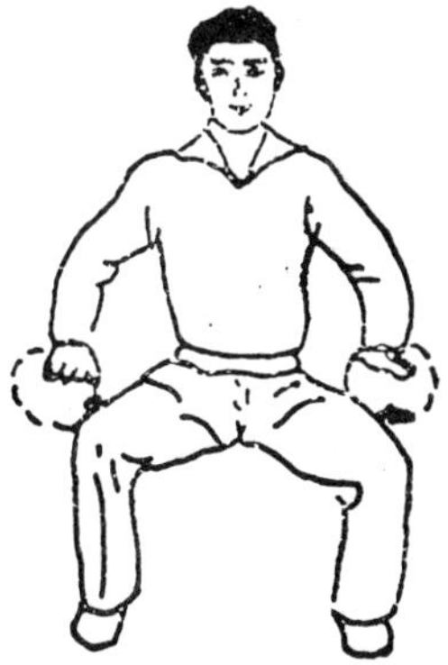

圖8-7　馬步揉球

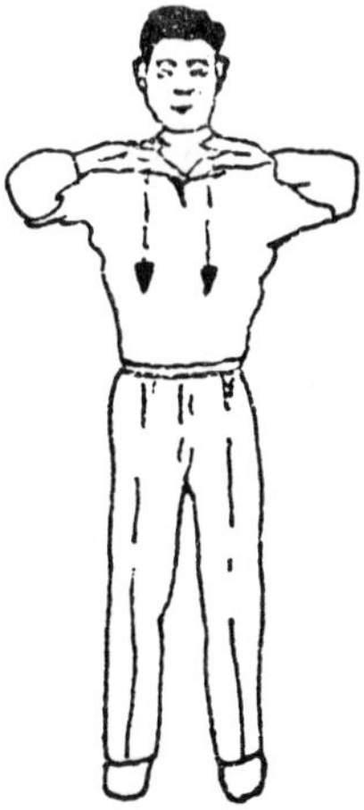

圖8-8　收功

八、收功方法

每勢動作練完後，可恢復預備式的姿勢。再將兩手掌徐徐提至胸前膻中穴處，翻掌後向下按，從胸前經丹田至體側，重複此動作八—十六次（見圖8—8）。慢慢放鬆，散步片刻結束。

九、注意事項

練功次勢要正確，身體相對放鬆，經常堅持鍛鍊；

練功前可喝一些熱飲料，如牛奶，麥乳精或豆漿等營養物品；

練功前須做好準備活動，使機體關節適應練習；

練功時呼吸要自然，採用較好的意念方法即可；

練功時覺得手掌熱脹，甚至全身發熱出微汗，這是好現象，切勿馬上洗冷水澡。如果練功時身體感到發冷，可調整練功姿勢或隔日再練；

練功時間和強度要適當掌握，要循序漸進，勿開始練得過猛、過急，引起過度疲勞。練功後，膝關節酸痛是正常表現，適當控制運動量即可。如果運動量太大，將會產生不良反應；

練功前須排便，空腹及過飽切勿練功；

練功期間要心情舒暢，適當節制房事。

第四節　自我心身鍛鍊功法（又稱內丹功）

自我心身鍛鍊功法（又稱內丹功）。本功法是一種以內練運氣的內功方法。它適用於發放外氣者的內氣恢復，又用於神經衰弱、冠心病、肝痛、腎病、肺痛及胃腸功能紊亂等多種疾病患者的鍛鍊。其特點是強調修煉自身精元之氣，同時能改善上述各種慢性疾病的症狀。它對呼吸與意念的要求比較簡單，可採用順氣自然呼吸、意念隨丹田運轉法。

現將本功法介紹如下：

練功姿勢分為外分排濁法、內合沉氣法、合掌運丹法、奇特式臥功等法。

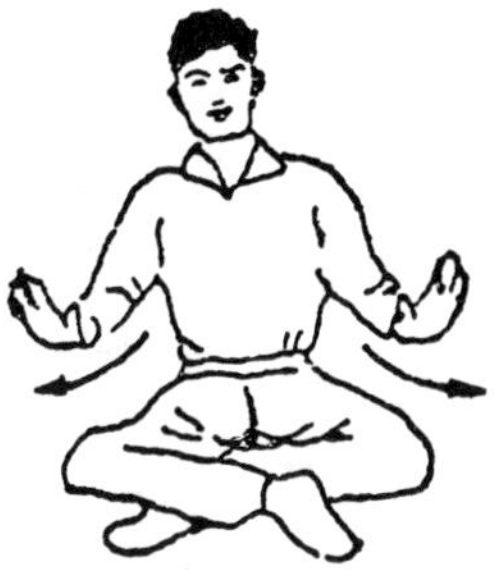

圖8-9　外分排濁法

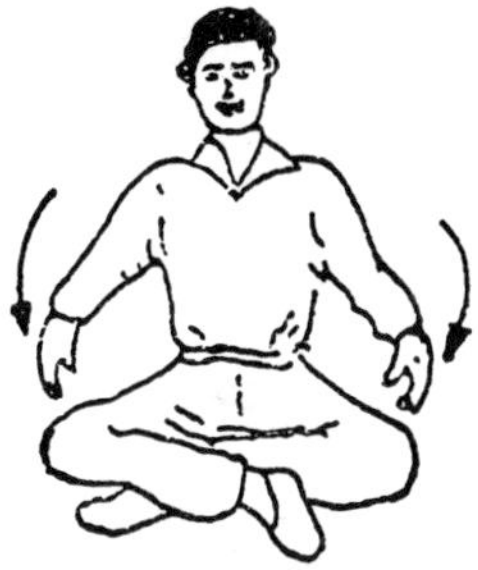

圖8-10　內合沉氣法

一、外分排濁法

兩腿交叉盤起，兩足放在腿下，兩膝不著床榻，臀部稍後寬，穩坐於坐墊上。腰背正直，兩肩自然放鬆，然後屈肘掌心向外划至划不動為止，掌背相對（見圖8—9）。重複外分動作八—十六次。本法目的是，以意念排除體內濁氣，故本法稱為外分排濁法。

二、內合沉氣法

坐勢、方法要領與外分排濁法相同，不同點是兩手掌翻向內合，兩掌心做開合運動（見圖8—10）。重複練習八—十六次。本法目的是隨呼吸意念收自然之氣沉入丹田（氣海穴），故本法又稱採自然之氣法。

三、合掌運丹法

此法是跪坐式練功方法。初級階段，屈膝伸踝，臀坐兩足

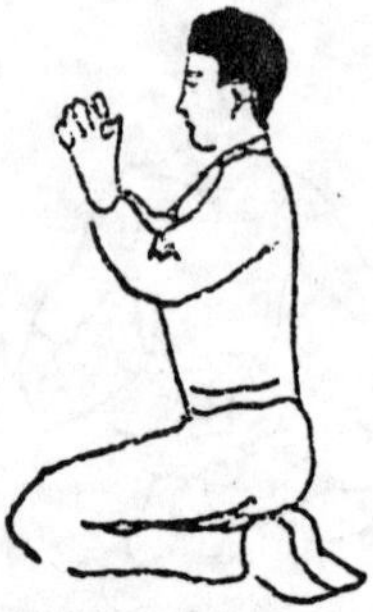

圖8-11　合掌運丹法

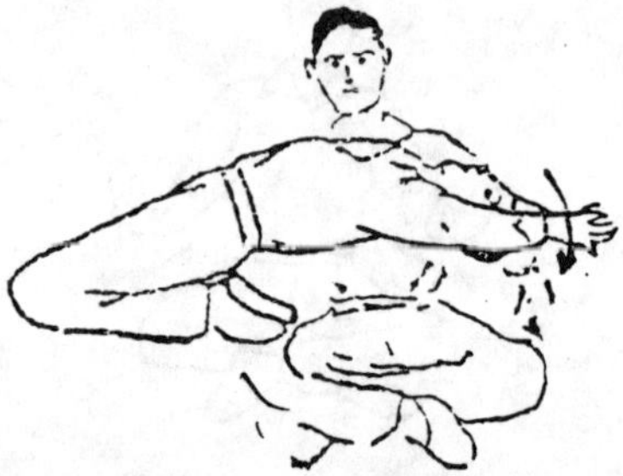

圖8-12　奇特式臥功

跟部，高級階段為練功者的臀部直接坐於墊上，將兩小腿及足跟部分開。

練習此法時，調整好上身，再調整下身。呼吸自然，意念幻想坐在蓮花上，手放在兩膝部即可。在此跪式靜坐基礎上，可以練周天運轉、前後丹田運轉等。

這兩種運轉法各練八—十六遍（正反轉各八遍，見圖8—11）。此外，收功時需內視周身上提，改善下肢受壓部位的血液循環。本功法動作較難，需要有一定的練功時間方能達到。

四、奇特式臥功

此功法是高級靜功的高難勢。在合掌運丹法的基礎上，將身體後仰，以合掌置於頭頂，也可兩手交叉放於腹部丹田處。此法目的是加強丹田運轉功和腿上功夫。每次練功時間不少於五—十分鐘（見圖8—12）。此功動作較難，有一定的練功造詣者方能完成（練功時間因人而異）。

五、注意事項

1.練功前要排便，空腹或過飽請勿練功。
2.練功期間要適當加強食品營養。
3.練功時，要根據自己的病情和體質選擇方法，對於動作難度大的功勢，勿勉強鍛鍊。還須掌握好練功時間、運動量等，要循序漸進。
4.各功法的呼吸與意念隨功勢進行，呼吸和意念切勿過重。
5.練功期間要心情舒暢，不能生氣，要適當節制房事。

第五節　如何發功治病

氣功是鍛鍊「內氣」、元氣的一種功夫。練功有素的氣功師可將內氣（精元之氣）有意識、有目的、集中地循經運行至某指掌（或穴位與體表），再運用發功方法使氣作用到患者某經穴上，就能達到治療疾病的目的。

一、外功治療方法

在實施治療之前，必須首先準確診斷，再因人、因病情進行辨證施治，方能取得療效。中醫的傳統診病方法是通過望、聞、問、切四診分析疾病的內因與外因。聯繫四時、氣候、地方、水土、生活習慣、性情情緒、體質強弱、年齡、性別、職業、病因、部位、地點、環境、條件、內外在因素等等，全面地了解疾病狀況，進行分析推理，然後才作出正確的診斷。

㈠**診斷原則**：依據疾病性質、發生和發展，辨別體內外陰陽協調的結果。

㈡**治療補瀉原則是**：有餘者瀉，不足者補，使人體內陰陽平衡協調、有序化。

㈢**治療機理**：以疏通經絡為主、散排病(濁)氣為輔，強調「氣血流注、循環正常，排濁返清，正勝邪卻，病則散之」的治療機理。

㈣**具體操作方法**：有補法、瀉法、聚法、疏法、局部治療法、整體治療法等。

1.補法：按中醫觀點，採用順人體經絡走行方向之法為補法。發放外氣給患者治療時順其經絡行氣的走行方向，用推法、導引法、點法等治療手段加快內氣循經運行，均屬補法。其作用為溫經散寒，補充患者的精元之氣，增強患者抗病能力。

2.瀉法：按中醫觀點，採用逆人體經絡走行方向之法為瀉法。發放外氣給患者治療時，逆其經絡行氣的走行方向用推法、導引法、點法等治療手段，以加速內氣逆經運行，均屬瀉法。其作用為治療屬陽性的病症、瀉火退熱、鎮靜、祛除體內經絡及臟腑實熱的邪氣。

3.聚法：發放外氣治病過程中用點法、震法、揉法促動局部病灶，增強這一部位的氣量和氣流，增加局部氣血運行、氣體交換的速度，以清溶濁，以正治邪。其作用是使病氣在外氣功的影響下集中以為排走病氣作準備。

4.疏法：發放外氣治病時，在聚法治療的基礎上用推法、導引法、震法、旋轉法使局部的病氣順其經絡和其他經絡疏散，以清溶濁，扶正祛邪。該法使病氣順其經絡和絡脈運化，有散瘀祛風、消積解鬱、行氣止痛的作用。

5.局部治療法：是用發放的外氣針對機體受傷或病區進行治療的方法。使用以點法、震法、摩法、旋轉法為主的方法，因症施治是治療疾病的關鍵。

該法以外氣集中攻擊患者的病灶區，加強病灶區氣血的運氣，便於在整體治療時經氣血循環將病氣從經絡排走，或者從病灶處排出，解除病痛。

6.整體治療法：人體是一個有機的運動整體。一處有病，其它部位、經絡、臟腑等功能都會受影響。一處致病、受傷後，需用整體治療的方法來完成以外氣調動、引導其它部位、經絡、臟腑的機能來排除病氣的治療程序。

外氣治療某一部位、某一經絡、某一臟腑時，應根據疾病病情發放外氣，疏通相應的部位、經絡、臟腑或使全身疏通。整體治療法是調節人體陰陽平衡的重要治療方法。

雖然某處傷病影響其它部位，治療時仍應以局部為重點，同時使其它部位、經絡、臟腑幫助排走病氣。若肝病者屬實症，嚴重時會影響膽經和其它經絡。用外氣逆肝經的路線由上向下運氣作排肝氣治療的同時，也應顧及膽經，用外氣調動與肝有聯繫的胃經、肺經之氣來幫助治療肝臟，直接從肝部向外排病氣。

發放外氣的氣功師功深，還可以用外氣調動病人的全身經氣協調治療肝臟。這也符合中醫陰陽表裡的辨證治療原則。

以上介紹的六種氣功治療方法各有所長與特點。在臨床使用中，應根據病情變化進行辨證施治。

二、發放外氣距離

發放外氣治病有接觸和不接觸之分。作不接觸超距發放外氣的距離可為幾公分、幾米、幾十米或者更遠。

發放外氣的形式、方法靈活多變，確定發放外氣的距離時須依據：

1. 氣功師發放外氣的功力、功量；
2. 患者的病情、病態、疾病性質；
3. 患者的體質、性別、年齡與自身相比；
4. 外界自然環境條件與內因情況。

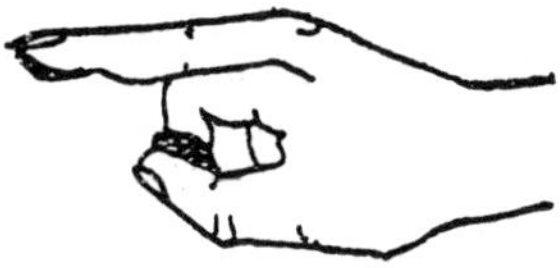

圖8-13　一指禪式

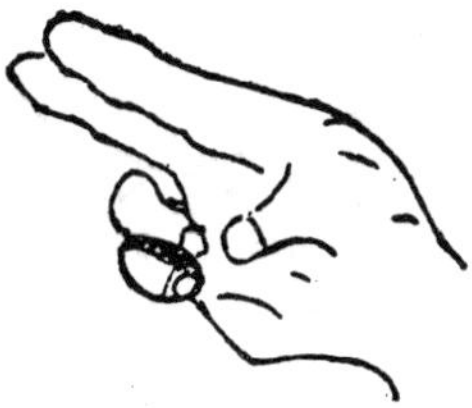

圖8-14　二指禪式

綜上所述，外氣治病的距離沒有一個固定的尺度和標準，也不可人為規定。要依據多種因素綜合考慮改變發放外氣的方位和距離，這也是氣功臨床實踐中的體會之一。

三、發放外氣手型

在氣功臨床治療的實踐中，可用七種手型。

㈠**一指禪式**：1.指的要領：操作者的食指伸直，其餘四指自然屈曲，拇指屈曲壓於中指背側（見圖8—13）。2.治療方法：運氣於食指端（尖），採用接觸式或氣導式的方法，作用於治療病灶處發放外氣施治。

㈡**二指禪式**：1.指的要領：操作者的食、中指併攏伸直，其餘指（拇指、無名指、小指）自然屈曲（見圖8—14）。2.治療方法：運氣於食、中指尖部，採用接觸式或氣導式的方法，作用於治療病灶處（體表或穴區），發放外氣施治。

㈢**中指獨立式**：1.指的要領：操作者的中指伸直，其餘指自然屈曲（見圖8—15）。2.治療方法：運氣於中指尖部，採用接觸式

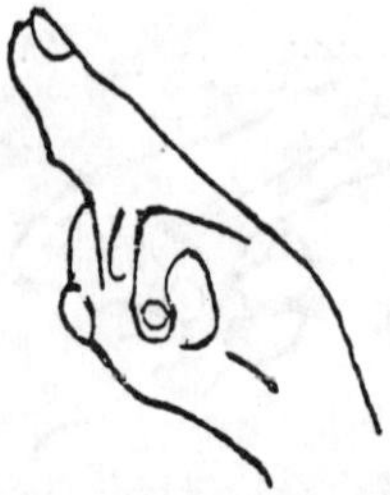

圖8-15　中指獨立式

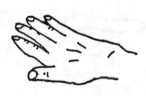

圖8-16　龍銜式

或氣導式的方法，作用於治療病灶處（體表或穴區），發放外氣施治。

㈣**龍銜式**：1.指的要領：操作者的拇指與其餘四指伸直對稱（見圖8—16）。2.治療方法：運氣於指尖，採用接觸式或氣導式的方法，作用於治療病灶處（體表或穴區），發放外氣施治。

㈤**蛇形式**：1.指的要領：操作者的五指均自然張開，指間關節屈曲呈蛇頭形式（見圖8—17）。2.治療方法：運氣於五指端，採用接觸式或氣導式的方法作用於治療病灶處（體表或穴區），發放外氣施治。

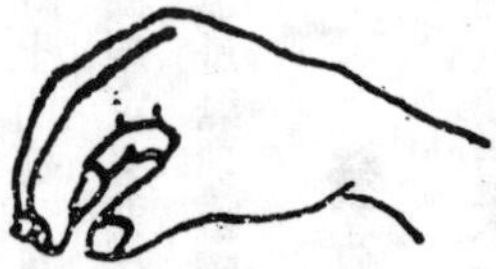

圖8-17　蛇形式

㈥**平掌式**：1.指的要領：操作者五指自然張開伸直（見圖8—18）。2.治療方法：運氣於手掌及指端，或以內勞宮穴為中心，採用接觸式或氣導式的方法，作用於治療病灶處（體表或穴區），發放外氣施治。

㈦**虎爪形**：1.指的要領：操作者的五指自然張開屈曲呈虎爪形（見圖8—19）

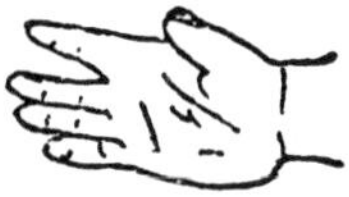

圖8-18　平掌式

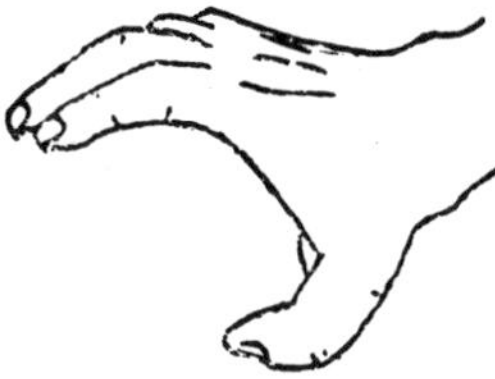

圖8-19　虎爪形

。2.治療方法：運氣於五指及內勞宮穴，採用接觸式或氣導式的方法，作用於治療病灶處（體表或穴區），發放外氣施治。

四、發放外氣手法

發放外氣的手法較多，由於患者病情不同，疾病的部位不同，患者性別年齡不同，發放外氣的功力、診斷的結果、採用的治療方法都不同。所以，治療的手法也是多種多樣。我們常用接觸式（A勢）與氣導式（B勢）兩種發放外氣的手法，A勢和B勢各分五種具體方法。

㈠**接觸式**：發功者的手部或穴區直接接觸患者的治療部位，進行發功施治的方式，稱為接觸式（又稱為A勢手法）。

1.揉：操作者將手以適當手式輕放於需治療部位上（體表或穴區），緩慢運氣旋揉中發功施治；

2.震：操作者將手以適當手式輕放於需治療部位上（體表或穴區），運氣緩慢震動，發功施治；

3.擦：操作者採用適宜的手式，將手輕放於需治療部位上（體表或穴區），運氣緩慢推擦中發功施治；

4.摩：操作者採用適宜的手式，將手輕放於需治療部位上（體表或穴區），運氣緩慢旋摩中發功施治；

5.點：操作者採用適宜的手式，將手輕放於患者治療部位上（體表或穴區），運氣點動發功施治。

㈡氣導式：發功者的手部離開患者治療部位或穴區一定距離時，進行發功施治的方式稱為氣導式（又稱為B勢手法）。

1.導引：操作者採用適宜的手式，離開需治療部位約十——一百公分，緩慢導引發氣。當覺有氣感時將手作用於患者治療部位上，並依據病情採用補或瀉、順經或逆經的導引經氣運行的辨證施治法。

2.推拉：操作者採用適宜的手式，離開需治療部位十——一百公分運氣導引，當覺得有氣感時，進行運氣推拉發功施治。

3.旋轉：操作者採用適宜的手式，距需治療部位約十——一百公分運氣導引，當覺得有氣感時，再緩慢旋轉（左右旋）發功辨證施治。

4.振顫：操作者採用適宜的手式，離患者治療部位約十——一百公分運氣導引，當覺得有氣感時，再經微振顫，發功施治。

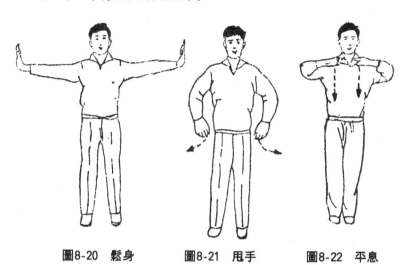

圖8-20　鬆身

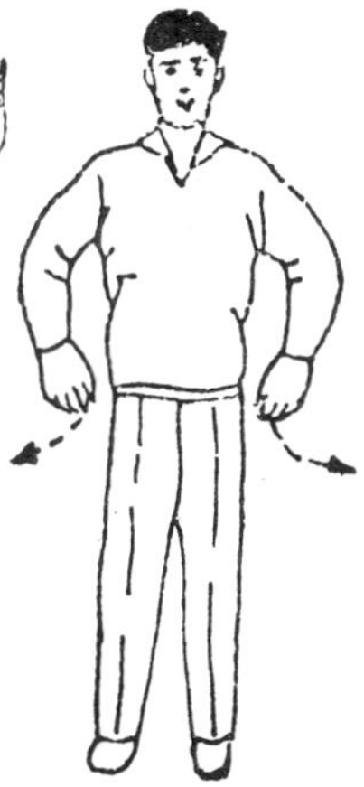

圖8-21　甩手

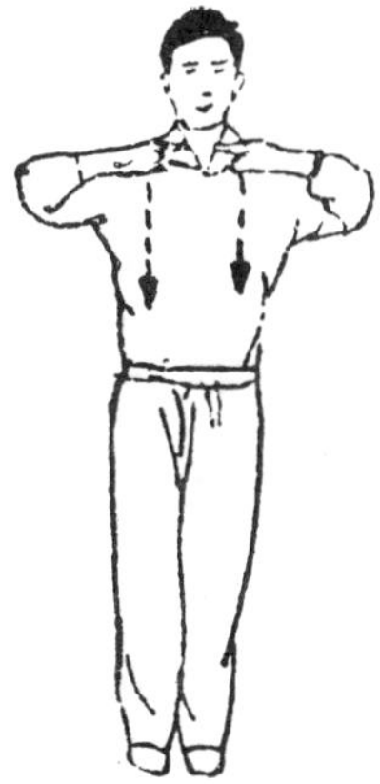

圖8-22　平息

5.定點：操作者採用適宜的手式，離開患者治療部位約十——一百公分運氣導引，當覺得有氣感時，將發功手式定點於患者治療部位施治。

五、收勢手法

發功施治後，採用收功方法調和氣血、舒鬆脈絡、放鬆肌肉，是發功時的結束手法。

1.鬆身：全身放鬆，呈立正姿勢。雙手抬起經胸前向身體兩側分推七次，意念將濁氣排除（見圖8—20）；

2.甩手：站成立正姿勢，雙臂前後擺動甩手以祛除體內濁氣（見圖8—21）；

3.平息：兩手提掌上舉（掌心向上），至胸窩部再翻掌心向下，按掌下降平氣，使濁氣下降排除（見圖8—22）。

第六節　外氣功治療的適應症及禁忌症

一、適應症

根據近年來各種氣功雜誌和刊物的報導及我們開展外氣功治療的臨床實踐經驗，外氣功治療的適應症有：

1.腦神經系統的腦動脈硬化、中風後遺症、小腦萎縮症、多發性硬化症、進行性肌營養不良、偏頭痛、神經性頭痛、失眠、神經衰弱、坐骨神經痛等症；

2.心血管系統的冠心病、風濕性心臟病、高血壓、低血壓、脈管炎、靜脈炎、白細胞減少症、不同原因引起的貧血等症；

3.呼吸系統的哮喘、慢性支氣管炎、肺心病、肺纖維化等症；

4.消化系統的胃下垂、胃和十二指腸潰瘍、胃竇炎、淺表性胃炎、慢性闌尾炎、腸粘連、便秘、肝膽等各種疾病；

5.內分泌系統的糖尿病、甲亢（甲狀腺機能亢進）、痛風等症；

6.泌尿系統的慢性腎炎（腎病綜合症）、膀胱炎、尿瀦留及腎下垂等症；

7.運動系統的風濕性關節炎、肥大性脊柱炎、半月板損傷、腰椎間盤突出症、犁狀肌綜合症、肩周炎、頸椎病等症和骨折癒合後功能康復；

8.生殖系統的遺精、陽萎、乳腺炎、月經不調、更年期綜合症、閉經、痛經等症；

9.五官科的近視、遠視、青光眼、視神經萎縮、神經性耳聾、白內障、慢性扁桃體腺炎等症；

10.皮膚科的神經性皮炎、蕁痲疹等；

11.對腫瘤或癌症患者，可止痛、增進食慾、改善睡眠狀況和精神情緒，使之延長壽命。

二、禁忌症

外氣功治療作用的範圍較為廣泛，但並非任何病、任何部位都可治。因此，治療前應有醫者檢查診斷，然後決定施何手法及病區的選擇。病情未明確診斷者，不可實施外氣功。它的禁忌症有以下幾方面：

1.發燒及嚴重感染者，如急性靜脈炎患者；

2.皮膚病與傳染病的患者，如濕疹、褥瘡以及各種急慢性傳染病患者；

3.腫瘤或癌症晚期並伴有出血的患者；

4.婦女妊娠和不同原因引起大出血患者。

第七節　外氣功的自我保護及注意事項

㈠**練功還虛**：內丹功是自我鍛鍊、自我保護的一種功法，還必須配合練站樁功以達到調動自身精元之氣，練精化氣、練氣化神、練神還虛的境界。

㈡**自我食補**：氣功醫師在發功後，需適當地增加營養。通常，食用高蛋白類的鸛、鴨、鳥、蛋、海生動物；熱量高、易消化的牛、羊、兔肉；新鮮水果、瓜類、蔬菜等。有條件時，可食用人參、燕窩等補品。但要適量，防止過量傷精耗液等。

㈢**攝自然鮮氣**：任何食物進入體內，要有一個消化吸收、運行排泄過程，該過程需要由內臟正常代謝來完成，而內臟的正常功能需要氧維持；同時，食物在體內需經酶的氧化，才能被人體吸收。故氧在消化、吸收營養中起著重要作用。

所以，補法的關鍵是用練氣功的方法多採攝大自然之新鮮空氣。自然新鮮空氣中含有大量的負氧離子，可促進人體正常代謝作用。

㈣**注意事項**：發放外氣者必須重視掌握發放外氣的技能並注意正確的使用方法、使用對象和使用的功量，做到有利於自身和他人的身心健康。不得過度或勉強發放外氣，以免損傷自身及達不到治療的預期效果。

1.身體疲勞或人體過於緊張時，不能發放外氣；

2.在查清病情、作出診斷前，不能發放外氣；

3.對傳染性疾病患者，少發或不發放外氣治療；

4.對癌症病情無把握時，少發或最好不發放外氣治療；

5.發放外氣後體內抵抗力暫時降低，須注意飲食營養的適量補充（補充過量易傷精耗氣），衛生保健和足夠休息、控制房事等；

6.發放外氣後禁止抽煙、飲酒、馬上洗冷水澡或吃生冷食物；

7.發放外氣後，要及時排除廢濁、病態之氣並靠自我練功攝取自然之氣，以壯補體內精元之氣；

8.練發放外氣和發放外氣治療患者時，應適可而止、循序漸進；

9.自我練功及發放外氣者必須在氣功師指導下進行，防止出偏。

10.自我補充營養，要注意適量，勿入過量，否則易傷精耗氣，最後希望發放外氣者必須有足夠的休息時間。

第九章

氣功療法的臨床實踐

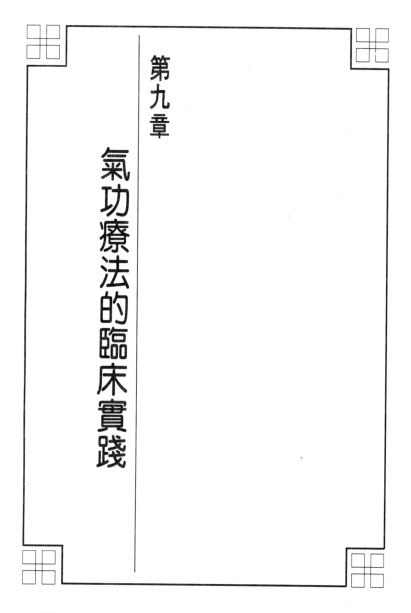

積極開展氣功臨床實踐和科研工作，將不斷給人類的健康和長壽帶來福音。在氣功臨床應用過程中，必須採用辨證選功，對症施治的方法，嚴格掌握氣功的適應症和禁忌症，才能對一些慢性疾病收到不同程度的療效，從氣功臨床治療經驗來看，對下列不同病症進行臨床氣功鍛鍊、導引、點穴等，有一定的療效。

第一節　風濕病

風濕病是一種全身性的變態反應疾病，一般認為與溶血性鏈球菌感染有關。寒冷、潮濕、過度疲勞可誘發本病。臨床主要特徵是發熱、關節炎和心臟的損害。本病容易反覆發作，多見於青少年。如治療不及時，則可遺留有慢性風濕性心臟瓣膜病。

㈠臨床表現：

1.發燒：大多數病患有發燒現象但無規律，經常伴有出汗、無力等症狀。

2.關節炎：多見於大關節炎受累，如肩、肘、腕、膝、踝等關節，常具有對稱性和關節間的游走性。關節局部常有紅腫熱痛、活動困難。炎症消失後，關節功能可完全恢復。風濕性關節炎與類風濕性關節炎不同。後者多發生於指掌、脊椎等小關節，經過緩慢、多次反覆後，常引起骨質改變或關節變形。

3.心臟炎：心肌、心內膜、心包膜發生炎症性損害。臨床表現為心慌、氣急、心臟擴大、心音弱、心率快，有時心律不齊和出現心臟雜音等。嚴重者可引起心力衰竭。

4.皮膚症狀：皮膚可發生環形紅斑、皮下小結。此外，亦可出現結節性紅斑。

5.神經症狀：主要特徵是「舞蹈病」，表現為激動不安，面部或四肢部分肌肉呈短暫的不自主運動或抽搐。

㈡診斷：可根據上述各項症狀，尤其是關節炎及心臟炎的臨床表現進行診斷。化驗檢查中白細胞升高、血沈明顯加快、抗鏈球菌溶血素「O」滴定度增高（四〇〇單位以上），對診斷也有幫助。

㈢治療方法：

1.自我練功：應選練內養功、強壯功、氣功八段錦、吐納健身功等，以增強身體抗病力，對改善關節和心臟功能都有較好的作用。

2.氣功導引：患者取仰臥或坐位，術者運氣於手指或掌作者患者頭頂百會穴胸部膻中穴、腹部丹田處，以疏通經絡、調和氣血。

3.氣功點穴：根據辨症選穴。患者發燒時，術者運者點按患者的大椎、合谷、風池；對關節炎患者應點按上肢曲池、養老、肩髃、外關、後溪和下肢環跳、絕骨、陽陵泉、足三里等穴。心肌炎者應點按厥陰、前透、心前、膻中、巨闕、內關等穴。

第二節　高血壓病

高血壓病是以動脈血壓升高為主要表現的慢性疾病。病因未完全明了。長久或反覆的精神緊張是發病的常見誘因。疾病早期僅小動脈痙攣（收縮程度的增加），以後則發生廣泛的小動脈硬化，心、腦、腎、常有繼發性病變。高血壓病多見於中年以上的人。

㈠臨床表現：高血壓病病患的症狀多不一致。早期最常見的症狀有頭痛、頭昏、耳鳴、心慌、煩躁和四肢痲木等。血壓波動或持續地升至一四〇／九〇毫米水銀柱以上且主要是舒張壓升高。後期的臨床表現決定於心、腦、腎重要器官的損害程度。

病情程度的估計

一期（小動脈痙攣期）：舒張壓在九〇—一〇〇毫米汞柱之間，練放鬆功或休息後可降至正常。無腦、心、腎器質性病變。

二期（小動脈硬化期）：舒張壓持續超過一〇〇毫米汞柱，休息後不能降至正常。可有輕度左心增大或尿內有少量蛋白，但功能無明顯損害。

三期（器官繼發性病變期）：血壓持續升高且腦、心、腎中至少一個器官有明確損害。

㈡**診斷**：高血壓病的診斷比較容易。如果血壓經常超過一四〇／九〇毫米汞柱時，便可確診為高血壓病，但應注意與症狀性高血壓（慢性腎炎、慢性腎盂腎炎所致）相區別。因此，在確診為高血壓以後，還應從病史及必要的化驗檢查中，查明患者是否有腎臟等疾患。

㈢**治療方法**：

1.自我練功：應選練放鬆功、內養功、吐納健身功以改善血液循環、增強心功能。

2.氣功導引：患者取仰臥位，術者運氣後，用掌內勞宮穴處發功作用於患者頭部至下肢全身，將氣引向兩腳心湧泉穴，慢慢使血壓降低。

3.氣功點穴：氣功醫師運氣後，用中指點按曲池、足三里、合谷、神門及耳穴上的降壓溝、腳心的湧泉穴等。

第三節　面神經麻痺

本病一般指由末梢性面神經麻痺引起的面癱，是神經系統的常見病，發病多與面部受涼和局部感染有密切關係。

㈠**臨床表現**：發病較急，多為一側性。開始時往往在耳內、耳後或下頜周圍有疼痛感。患側聲額、皺眉、眼裂擴大、眼流淚、鼻唇溝消失、閉眼不能，露齒或笑時口角歪斜向對側，飲水常自口角流出，食物常存留在齒頰之間。有些病例味覺減退或聽覺過敏，少數病例外耳道出現疱疹。

㈡**診斷**：根據臨床表現，不難確診面神經痲痺。確診後應儘早治療，以防留下後遺症。

㈢**治療方法**：

1.自我練功：應選練保健功、運目功、吐納健身功等，以促進、改善局部血液循環，起到消炎抗感作用。

2.氣功導引：患者取仰臥或坐位，術者運氣後將兩手掌內勞宮穴貼於患者面神經痲痺病灶處，進行發功施治。

3.氣功點穴：發病後應即行取頰車、地倉、下關、陽白、太陽、巨髎、迎香、童子髎、合谷等穴，進行點按，同時配以面頰部的功能康復鍛鍊，加強治療效果。

第四節　神經衰弱

本病是神經官能症最常見的一種，係由各種精神因素引起大腦皮層興奮和抑制兩個基本過程失調所致，多以頭痛和失眠為主要特徵。

㈠**臨床表現**：起病一般緩慢，症狀特點是容易興奮和疲勞，可分別存在或同時存在。

興奮性增高（容易興奮）：常見於神經衰弱初期，興奮性增高，控制力減弱，表現為頭痛、頭昏、失眠（入睡困難、早醒）、多夢、平時易激動、煩躁、易怒、心煩、心悸、多汗、對外界敏感，有的對高聲音也敏感。

㈡**控制性增高（容易疲勞）**：常見於神經衰弱趨向於慢性時，亦有起病初期即有者。除表現頭痛、失眠加重外，常見注意力不集中，用腦後易疲勞，記憶力減退、周身無力、精神不振、工作效力下降、工作不能持久、易疲乏、焦慮、煩躁、自信心差。

體檢可見皮膚潮潤、手足多汗、脈搏加快、感覺過敏、腱反射活躍甚至亢進，無器質性疾病的症狀。

㈢**診斷**：必須詳細查問病史，注意與各種器質性疾病相區別，排除各種器質性疾病的可能性。要與高血壓、貧血、動脈硬化、結核、腫瘤、慢性中毒等慢性疾病引起的神經衰弱綜合症相區別，也要與可以引起頭痛、心悸等症狀的其他疾病，如鼻竇炎、腦膜炎、偏頭痛、屈光不正、甲狀腺機能亢進等相區別。

㈣**治療方法**：

1.自我練功：對興奮占優勢者，應選練靜功，調整大腦皮層的興奮與抑制的調節功能。對抑制占優勢者，應選練太極氣功十八勢、氣功八段錦、吐納健身功等，以增強體質、改善中樞神經系統的功能。

2.氣功導引：患者取臥位或坐位，術者運氣發功後作用患者頭部百會、印堂穴處，以調整大腦皮層功能。

3.氣功點穴：術者運氣後用手指點按患者百會、印堂、安眠1.2.、神門、足三里、三陰交、風池、大椎、太陽等穴位。

第五節 癔 症

癔症在祖國醫學中稱為臟躁症。本病女性多於男性。其多有明顯精神刺激因素，發病急，病程短，經治療可以立即奏效。如不能正確對待病因，則易復發且每次發作症狀極為相似。

㈠臨床表現：症狀及形式多種多樣，為便於掌握，特歸納為以下幾點：

1.精神症狀：突發性精神失常、興奮躁動、哭笑無常；四肢亂動，精神症狀內容常和刺激因素有關，可出現夢遊狀態和緊張症，一般對周圍事物尚有意識能力。

2.運動症狀：一是多動，類似癲癇的痙攣發作（區別見癲癇一節），個別患者出現肢體「癱痛」，查體無器質性異常。

3.感覺症狀：肢體某部喪失感覺或過敏，檢查又多不屬神經支配範圍，且每次檢查界限多變。

4.五官症狀：突然性盲、聾、失音或失語，經檢查又多無相應器質性疾病。

5.植物神經系統症狀：神經性嘔吐、心悸、過度呼吸等。

(二)診斷：該病有明顯誘因和典型症，故不難診斷。確診之前，必須詳問病史，作必要的體檢和輔助檢查，十分慎重地排除各種器質性疾病。如經治療不愈者，更應嚴密觀察，以防延誤治療，造成患者不應有的痛苦。對體徵必須反覆檢查核實，不能滿足於一次所得。

(三)診療方法：癔病是一種神經官能症，治療的關鍵在於加強患者心理學知識的教育。仔細檢查診斷，嚴格排除器質性疾病。確定診斷之後，積極做好患者的思想工作，使其樹立戰勝疾病的信心，可使疾病早日痊癒。

1.自我練功：應選練氣功八段錦、健美功、吐納健身功等，以調整和改善大腦皮層功能。

2.氣功導引：患者取仰臥位，術者運氣後用手掌對準患者的頭部發功，以意引氣並導引至全身，以調節腦及神經系統功能。

3.氣功點穴：術者運氣後點按患者的內關、人中、後溪、足三里、百會、印堂等穴位。手法不宜過重，以防損傷皮膚。

第六節　腦出血

腦出血症大都是高血壓和動脈硬化患者，在血壓突然升高時發生的，僅有極少數病例發生於其它原因，如血液病等。

㈠**臨床表現**：發病急，突然昏倒，意識喪失，頻面潮紅，呼吸急促，多有嘔吐及大小便失禁，雙眼向病灶側偏斜，瞳孔常不等大，頸部多稍強直，出現偏癱。病情持續惡化則出現病灶側瞳孔散大，對光反應消失，血壓下降，呼吸循環衰竭，患者深度昏迷，雙側瞳孔散大，四肢弛緩，一切反射消失。嚴重者因呼吸、心搏停止而死亡。若病情輕或治療及時，可使患者逐漸清醒，癱瘓側肢體於二—三周後逐漸出現腱反射亢進，肌張力增強，偏癱成為痙攣性。急性期腰穿腦壓增高，多為血性腦脊液，如可確診就不要作此項檢查。

㈡**診斷**：要根據患者上述臨床表現及腦壓增高等檢查確診。

㈢**治療方法**：

1.自我練功：應選練靜坐功、放鬆功等，以消除緊張因素，放鬆全身，起到調整血壓、改善血液循環作用。

2.氣功導引：患者仰臥放鬆，術者運氣後導引患者全身軀體，以促使肌體放鬆，減輕腦出血的症狀。

3.氣功點穴：要根據患者病情選擇穴位。急性期時選擇風池、風府、曲池、合谷等進行點按，手法必須要輕；急性期過後形成偏癱期時，上肢癱瘓選擇外關、中渚；下肢癱瘓選擇風市、陽陵泉、懸鐘、足三里；口眼歪斜選擇地倉、頰車；眼不閉合者選擇陽白、太陽。此外，偏癱還可採用穿透法（用指同時點按兩側穴位的方法），點按至內關透外關、陰陵泉透陽陵泉、地倉透頰車等。

每日或隔日一次，每次選穴三—五個；偏癱期治療過程中要加強被動運動及主動鍛鍊，以增進肢體功能恢復。

第七節　腦血栓形成

腦動脈管壁病變損害，如動脈粥樣硬化或血液成分改變，可在安靜狀態下形成腦血栓。

㈠**臨床表現：**發病前一至二日甚至更長時間，患者多有前驅症狀，表現為頭痛、眩暈、或短暫手足發麻無力等。發病多較緩慢，有時亦可急驟。患者多於清晨起來發現偏癱、單癱或失語症等，少數亦可在工作中發生。神志多遲鈍，但很少見損及範圍大而昏迷。腰穿為無色透明腦脊液，壓力不高。

㈡診斷：根據臨床表現和檢查結果確定診斷。

㈢治療方法：自我練功應選練放鬆功、健美功、內養功等功法。氣功導引和氣功點穴同腦出血的治療。

第八節　急性支氣管炎

氣管、支氣管粘膜受細菌、病毒的感染或受如煤煙、塵埃、高熱空氣、戰爭毒氣等物理、化學刺激常引起急性支氣管炎。上呼吸道感染和痲疹患者常並發本病。

㈠臨床表現：發病不甚急，輕度發熱、疲乏、周身酸痛、頭痛、咽乾癢。繼有刺激性乾咳、胸骨後酸痛緊悶。一—二日後咯少量粘性痰，以後痰量增多，可呈粘液膿性。發熱和全身不適等症狀持續三—五日後逐漸好轉，但咳嗽、咯痰可長達二—三星期。幼兒、年老體弱患者易轉成支氣管肺炎。

腦部檢查一般無異常，偶可聽到兩肺散在乾、濕囉音。

㈡診斷：根據受涼史及臨床表現較易診斷。早期治療很重要，防止引起慢性支氣管炎。

㈢治療方法：

1. 自我練功：應選練太極氣功十八勢、氣功八段錦、吐納健身功等，以增強和改善肺部及支氣管的功能。要選擇空氣新鮮地方練功。

2.氣功導引：患者取仰臥位或坐位，術者運氣後，用掌部內勞宮穴處對準患者的咽喉部及胸部、背部進行發功導引施治。

3.氣功點穴：根據患者病情，運氣後點按患者的合谷、列缺、肺兪、風門穴等。對咳嗽者加點按天突穴，痰多者加點按豐隆穴，久咳痰多者點按肺兪、足三里、大椎穴等。

第九節　慢性支氣炎

本病可因急性支氣管炎反覆發作轉變而成，也可繼發於支氣管哮喘、肺結核等疾病。長期多量吸煙及吸入刺激性塵埃或氣體，常是促成本病發生的重要因素。

㈠**臨床表現：**長期反覆咳嗽、咯痰，冬季症狀重，夏季緩解，症狀逐年加重。輕者僅早晚有刺激性咳嗽，重者咳嗽頻繁並伴有多量粘痰或粘液膿痰，有時痰中帶血絲。活動後氣短。合併繼發感染時有發熱，膿痰增多。檢查肺部常無明顯變化，有時可聽到散在的乾濕性囉音，以背部下方為多。慢性支氣管炎伴有哮喘發作者，稱為喘息性支氣管炎，聽診肺部以哮鳴音為主。

㈡**併發症：**慢性支氣管炎長期反覆發作，可出現下列併發症：

1.肺氣腫：活動後胸悶，呼吸困難及心慌。重症者有紫紺、氣急。胸部檢查常見有桶狀胸，叩診過度清音，心濁音界縮小，呼吸音減弱，心音低遠。久病者可有杵狀指。

2.支氣管擴張：特點是大量膿痰，可反覆咯血。肺部聽診可有較固定、局限性濕囉音。

3.肺原性心臟病：除有肺氣腫表現外，並有紫紺、浮腫、肝腫大等充血性心力衰竭表現。有呼吸性酸中毒時，可有昏睡、譫妄，甚至昏迷等症狀。

㈢治療方法：

1.自我練功：首先消除原發性疾病並戒煙或減少吸煙。應選練氣功八段錦、吐納健身功、養身功、強身功等。

2.氣功導引：同急性支氣管炎的治療。

3.氣功點穴：除增點按定喘穴外，其它治療方法同急性支氣管炎。

第十節 支氣管哮喘

本病係變態反應性疾病，以發作性小支氣管痙攣為特點。過敏源可為體內某些感染病灶的細菌毒素，或為外界的花粉、塵埃等。

㈠臨床表現：本病多突然發作，患者先有鼻咽發癢、噴嚏等狀，以後有逐漸加劇的咳嗽、呼氣性呼吸困難、哮鳴、胸悶、出大汗、紫紺，患者常被迫坐起。上述症狀可持續數分鐘至數小時，往往咯出大量粘液痰後喘息始漸緩解。重症喘息持續數日稱哮喘持續狀態。本病不發作時可無症狀。發作常有一定季節性，氣候改變、過勞、情緒變化、呼吸道感染等為重要發作誘因。

查體於發作時可聽到兩肺滿佈哮鳴音，亦可有濕囉音。長期屢發的支氣管喘息，常併發慢性支氣管炎、肺氣腫及慢性肺原性心臟病等，臨診時要予以注意。

㈡**診斷**：根據反覆發作的氣喘、哮鳴音、咳嗽等病史及臨床表現不難診斷此病。併發慢性支氣管炎時，常與喘息性支氣管炎難於區別，但治療基本相同。此外，要將支氣管哮喘與心原性哮喘區別開。

㈢**治療方法**：自我練功和氣功導引同急性支氣管炎。

氣功點穴治療除同急性支氣管炎外，另增點按定喘、外定喘、治喘、中喘、膻中、內關等穴位。

第十一節　急性胃腸炎

急性胃腸炎是夏秋季節的常見病。主要是由於進食受細菌污染的食物所致。飲食不節、進食過量以及腹部受涼等，也是本病發作的常見原因。

㈠**臨床表現**：最初可有腹部不適、食慾不振並伴有不同程度的頭痛、寒顫、發熱等全身症狀。根據其出現的胃腸症狀，分為三型：

1.急性胃炎：以胃部症狀為主。有噁心、嘔吐、上腹部不適或疼痛等症狀，嘔吐物為食物、胃液，嘔吐劇烈時可吐出膽汁及血液。

2.急性腸炎：主要表現為陣發性臍周圍痛、腹瀉、大便為黃色水樣便，每日數次至十餘次不等。若為細菌性食物中毒時，大便中常有粘液、膿、血。除結腸同時發炎外，一般多無裡急後重的表現。

3.急性胃腸炎：兼有急性胃炎和急性腸炎症狀。

上述各型中，在嘔吐、腹瀉嚴重時，可發生脫水症狀，如口渴、尿少，皮膚乾燥、鬆弛、眼球凹陷，小腿肌肉痙攣等。若治療不及時，可發生周圍循環衰竭，如：患者表現煩躁不安，出冷汗，四肢發冷，脈搏快而弱，血壓下降，甚至昏迷。

㈡**診斷**：根據病史及臨床表現，一般可以確定診斷。但應與急性細菌性痢疾和早期急性闌尾炎相區別。

㈢**治療方法**：

1.自我練功：選練靜養功、強身功、氣功八段錦、吐納健身功等氣功，有促進胃腸蠕動、幫助消化吸收和促進下垂的內臟復位等作用。體弱消瘦者堅持鍛鍊，療效顯著。

2.氣功導引：患者取仰臥或坐位，術者運氣後發功作用於患者的腹部和背部，似促進腹背部的血液循環，促進胃腸消炎止痛，改善腸胃功能。

3.氣功點穴：點按足三里、內關穴等主治上腹痛，點按腰眼、臍中、天樞、氣海主治下腹痛。對明顯脫水者，點按人中、十宣、委中等穴。

第十二節　慢性胃炎

慢性胃炎是一種常見病。它是由於各種不同原因，如經常吞咽齒、鼻、咽喉等處慢性病灶的細菌和毒素；長期地飲酒、喝濃茶過多；經常服刺激性的藥物；多食辣椒、酸醋、芥末等刺激性食物；進食過快，未能細嚼，使粗糙的食物反覆刺激胃粘膜以及急性胃炎未能徹底治癒等引起的慢性胃壁發炎。

本病時久影響患者健康，必須慎為預防。

㈠**臨床表現**：慢性胃炎起病緩慢，早期常無症狀，當環境或飲食習慣改變、機體不適時才出現症狀。主要表現為上腹部不適或上腹痛、打嗝、反酸（或無）、噁心、嘔吐、食慾減退等一般消化道症狀。上腹痛程度輕重不一，範圍較廣泛。痛的發作無一定規律性、與飲食無固定關係，有時飯後加重，打嗝後感舒適。

少數患者夜間痛和饑餓時痛、進食後或服鹼性藥物後疼痛減輕而似潰瘍病。檢查可見上腹部壓痛、舌苔較厚，有的見貧血、營養不良表現。胃液分析時，胃酸可增多，亦可減少或無游離酸。放射線檢查時一般無異常或可發現胃粘膜紋粗亂。

㈡**診斷**：根據病史及上述臨床表現，結合排除診斷法，對多數患者可以作出初步診斷。對少數與潰瘍病不易區別的患者，可進一步借助於放射線鋇餐檢查確診。其他應注意鑒別的疾病為胃神經官能症、胃癌、非典型膽道疾患等。

㈢**治療方法**：自我練功和氣功導引同急性胃腸炎的治療。

除按照急性胃腸炎治療氣功點穴外，另點按內關、中脘、天樞、足三里、胃俞等穴。

第十三節　胃潰瘍

潰瘍病又稱胃及十二指腸潰瘍，是消化系統的常見病。病理變化為胃或十二指腸部位的粘膜和肌層發生慢性潰瘍，通常為單個。臨床上以長期性、周期發作性、節律性的上腹部疼痛為主要特點。其發生原因，一般認為與神經精神因素有一定關係。一些外界刺激因素，如氣候變化、飲食無規律、刺激性食物、某些藥物（如水楊酸制劑、腎上腺皮質激素）等，對潰瘍病的復發和惡化有影響。

本病多見於青壯年，病程長，易復發且可能發生一些較嚴重的併發症（出血、穿孔等），病後常影響勞動力。

㈠**臨床表現**：

1.上腹部疼痛：為潰瘍病的突出症狀，其特點如下：長期性：一般病程較長，多為一年至數年以上。僅少數患者出現急發作；周期發作性：一般多在秋、冬季節，受涼或飲食不當時引起發作，持續時間不等；節律性：每天腹痛的發作是有規律的，胃潰瘍者多在飯後半至一小時腹痛；十二指腸潰瘍者多在飯後二至三小時腹痛，有時夜間痛醒，少量進食後可使疼痛緩解。

2.少數患者可有背部牽扯痛，伴有反酸及打嗝。也有的患者平時無任何不適，突發出血或穿孔。檢查時除劍突下（胃潰瘍在中央或偏左、十二指腸潰瘍偏右）侷限、固定的輕度壓痛外，一般無其他特殊症狀。

㈡**診斷**：通常根據長期性、周期發作性、節律性的上腹疼痛和局限性壓痛，結合病史可作出診斷。必要時作X線鋇餐檢查及胃液分析。

㈢**治療方法**：採用包括飲食合理、生活規律及藥物治療的「綜合治療」。自我練功和氣功導引同急性胃腸炎的治療。

氣功點穴除同急性胃腸炎的治療外，增加點按胃俞、脾俞，承滿等穴。

第十四節　頸椎病

頸椎病又稱頸椎綜合症，是多種病因引起的頸神經受壓或刺激而出現的病症。其病因較多，常見有頸椎肥大性關節炎、頸椎間盤突出或變性、椎小關節功能紊亂等，引起頸神經根或神經幹的刺激與壓迫。

一般地說，五—六和六—七頸椎為好發部位。臨床發病多見於四十—六十歲的男性。發病與慢性勞損有顯著的關係，頸部經常處於「挺直」狀態，如書寫、打字、久坐辦公等易患此症。

㈠**臨床表現**：頸部長期過伸性或屈曲性勞損的患者易發生本病。一般初起時感頸部鈍痛或酸痛伴沉重不適，或如刀割、灼燒樣疼痛。

疼痛可放射到頭、耳後、眼後、頸、背、胸、上臂，沿前臂放射至手和手指。患肢抬舉及握物無力，久病可出現肌肉萎縮。患側多汗或汗閉，感受外邪可有痲痺症表現。脊髓受壓嚴重時可出現下肢痙攣性癱瘓。

體檢時可見項背部肌肉緊張，觸按時有條索狀反應物。四—五、五—六、六—七頸椎平面棘突，橫突病側旁有壓痛且疼痛可向上肢放射。

頸部活動可有不同程度的限制，活動時可有彈響音，重者頸生理前屈變直，僵硬感，頸前屈、後仰、轉動等動作受限。

肩胛部及上肢肌肉萎縮，肌張力及肌力減弱，腱反射減弱。脊髓受壓者的肌張力增高、腱反射亢進，有時出現感覺障礙及擊頂試驗、臂叢神經牽拉試驗陽性。

X線檢查可見頸椎前後緣有骨質增生，多在四—五頸椎或五—六頸椎，椎間隙變窄，生理前彎消失、變直，嚴重者向後突。

㈡**診斷**：根據上述臨床表現，結合體徵及X線片進行分析，即可確診。但必須與頸椎間盤突出症、頸椎結核、前斜角肌綜合症、頸肋頸脊髓疾患相區別。

㈢**治療方法**：

1.自我練功：選練氣功八段錦、吐納健身功、外丹功等對預防骨質增生、增加肌力、改善關節活動功能都有較好的作用。

2.氣功導引：患者取仰臥或坐位，術者運氣後，用手掌發放外氣導引患者的頭頸部，以促進頸部及軀體的血液循環，改善頸部的活動功能。

3.氣功點穴：要根據患者病情，運氣後點按患者枕部的玉枕、大椎、風池等穴位。

第十五節 落 枕

由於輕微外傷、睡眠姿勢不良或受涼，而引起頸椎半脫位及某些肌肉痙攣等本病一系列症狀。有些患者的症狀數日後可自行消失。

㈠**臨床表現**：頸項強直、疼痛、常有轉頭、仰頭、點頭等姿勢受限。有時伴有肩胛內角處疼痛，上臂活動時疼痛加重。檢查可發現一側頸部肌稍有痙攣，有明顯痛點並觸及條索樣反應物，頸部活動受限。患椎棘突旁有壓痛。

㈡**診斷**：一般根據臨床表現及體徵檢查即可診斷。檢查時應注意壓痛點，如有頸椎半脫位者，多見於第四、五、六頸椎，用拇指觸及患椎棘突偏歪，壓痛明顯，有時可串向患臂至手指。

㈢**治療方法**：

1. 自我練功：除同頸椎病治療外，應加強頸部活動功能鍛鍊。
2. 氣功導引同頸椎病的治療。
3. 氣功點穴除同頸椎病治療外，應點按患側天宗、肩井、風池、落枕等穴。

第十六節　肩周炎

本病是關節囊和關節周圍軟組織的一種退行性、炎症性病變。發病年齡多在五十歲左右，故中國醫學稱為「五十肩」，又叫「漏肩風」或「凍結肩」。多由風寒濕邪入肩部，致使經絡阻滯、氣血不暢而發病。

㈠**臨床表現**：患病初起時，單側或雙側肩部酸痛，甚至向頸部和臂部放散，日輕夜重，往往夜間可痛醒，早晨起床後患部稍活動則疼痛感減輕。因疼痛，肩部外旋、外展、後伸等均受限制，影響日常生活，如梳頭、洗臉、穿脫衣服等。隨著病情的發展，病變組織形成粘連，功能障礙也隨著加重，形成「凍肩」或稱「肩凝」。

㈡**診斷**：根據病史和臨床表現不難診斷。但必須與肩部骨折、脫臼及頸、胸椎軟組織小關節綜合症相區別。

㈢**治療方法**：自我練功：應選練氣功八段錦，保健功、練功十八法、吐納健身功等，預防骨質增生，促進肢體的血液循環和增強運動功能。

氣功導引和點穴同頸椎病、落枕的治療。

第十七節　腰痛

腰痛為一般臨床上常見的病症。引起腰痛的原因很多，可能有一種或多種不同的原因同時存在。腰痛不能看作一種單獨的疾病，因而在治療時，必須先確定病變的真正原因，否則就不能得到滿意的治療效果。

引起腰痛的病因多，有以下幾種：

㈠、腰部韌帶或肌肉損傷。

㈡、脊柱本身疾患，如脊柱骨折，類風濕性脊柱炎等。

㈢、椎間盤的病變，主要是椎間盤脫出。

㈣、由於骨關節以外的其它原因，如泌尿系疾患、婦科疾患等。

常見的腰痛有：腰肌損傷、腰椎棘間韌帶損傷和腰椎間盤脫出症。

一、腰肌損傷

㈠病因：在勞動工作中，比較長的時間內脊椎維持不良姿勢，如在窄矮的地道或煤礦內工作，不能使脊椎處於舒適的姿勢，加之平時又不注意身體鍛鍊，易於發生腰肌損傷。

㈡臨床表現：多數患者的腰痛是慢慢發展起來的，少數患者表現為急性發病。急性腰肌損傷的患者，多伴有功能性脊柱側彎和腰背肌緊張等現象，脊柱活動受限。慢性腰肌損傷的患者，檢查腰椎無畸形，脊柱活動不受限，腰背肌肉不緊張，細緻檢查可發現壓痛點。

㈢治療方法：

1.自我練功：選練健美功、內養功、放鬆功、吐納健身功等，堅持長期鍛鍊能收到強腎壯腰的效果。

2.氣功導引：患者俯臥位，術者運氣後，引氣用雙手掌內勞宮穴直接作用患者腰背部，從大椎至尾椎部位發氣施治，沿脊柱兩側進行氣功導引。這可促進腰部血液循環、增強腰部運動功能、有利於腰肌損傷的恢復。

3.氣功點穴：醫者運氣後，根據患者病情進行點按患者的大椎、腰俞、腎俞、環跳、委中、承山、金門、風市、足三里等穴位。同時注意點按腰部、骶髂處壓痛點，以起到祛瘀止痛的作用。

二、腰椎棘間韌帶損傷

㈠病因：身體位置長期不正，勞動時肌肉與韌帶過度緊張，易發生韌帶慢性勞損。

㈡臨床表現：在腰椎棘突間及棘突上有侷限性淺在壓痛，腰椎前屈後伸時疼痛加重。

㈢治療方法：自我練功、氣功導引和點穴均同腰肌損傷的治療方法。

三、腰椎間盤脫出症

椎間盤是位於兩個椎體之間的軟骨性組織，是由纖維環、髓核及軟骨板所組成。因外傷，椎間纖維環部分破裂後，髓核即由破裂處突出，壓迫神經根，產生一系列的神經根刺激症狀。

㈠臨床表現：

1. 腰痛、腿痛：有的患者先出現腰痛而後出現腿痛；有的患者先腿痛而後出現腰痛；有的患者腰痛、腿痛同時發生。凡一切能促使脊髓腔內壓力增高的因素，如咳嗽、噴嚏或用力時均可使疼痛加劇。

2. 坐骨神經痛的體症，如直腿抬高試驗陽性，伸拇肌力減弱，腱反射減弱，受壓神經支配區知覺減退，下肢肌肉萎縮，沿坐骨神經有壓痛。

3. 脊柱常發生側彎，腰肌緊張，腰椎棘突上方或旁側有固定的壓痛點，按壓時可有沿坐骨神經放射痛。

㈡治療方法：自我練功、氣功導引和點穴同腰肌損傷的治療。此外，急性腰椎間盤脫出患者可適當臥床休息一周，開始循序漸進的治療。

第十八節　腫　瘤

一、什麼是腫瘤

當人體某一局部組織的細胞並非由於機體的需要而發生增生時，所形成的新生物被稱為腫瘤。這種細胞增生一般都可以形成異常的組織團塊，而且常常不斷地增大。在腫瘤的發展過程中，它可以壓迫、排擠、甚至破壞正常的組織，影響所在器官或組織的功能或腫瘤本身的異常分泌引起抗體功能紊亂等，產生一系列的症狀。

對腫瘤的病因研究很多，但是至今尚未完全了解。

二、腫瘤的分類和命名

臨床上一般將腫瘤分為兩大類：良性腫瘤和惡性腫瘤。

(一)**良性腫瘤**：瘤細胞形態和組織結構與其起源的正常組織相似，生長較慢，常限於局部，腫瘤外面有纖維性包膜，與周圍組織分界清楚，因此在手術摘除時有分界線可循。一般來說，良性腫瘤的生長對抗體影響不大，但是當它壓迫臨近的器官管腔或引起所在器官的功能改變、生長在要害部位（例如顱內的腦膜瘤），就可嚴重地影響健康甚至威脅生命。有的良性腫瘤在發展過程中可轉為惡性腫瘤。

良性腫瘤的命名一般是在起源組織的名稱後加上一個「瘤」字，例如，來自纖維組織的叫纖維瘤，脂肪組織的叫脂肪瘤，血管組織的叫血管瘤等。起源於上皮細胞的良性瘤，有的從皮膚或粘膜上長出來，形態像乳頭，因此稱為乳頭狀瘤；從腺上皮細胞長出來的瘤稱為腺瘤，腺瘤內可以有分泌物存留而形成囊腫，例如，甲狀腺腺瘤和卵巢的腺瘤都可以形成囊腫，因此有時可改稱為甲狀腺囊腫和卵巢囊腫。

㈡**惡性腫瘤**：共同的特徵是：瘤細胞的形態和組織結構與其起源的正常組織差別比較大，大多數細胞發育不成熟，形態和大小不一，排列不規則，瘤組織生長快，向周圍組織浸潤，無包膜，與正常組織分界不清。

惡性腫瘤在其發展過程中，不但破壞其生長部位的正常組織，而且可以引起營養不良、消瘦、貧血、衰弱無力等全身症狀，嚴重時形成惡病質。惡性腫瘤又可以下列幾種方式蔓延、擴散，形成繼發性惡性腫瘤：

1. 直接向周圍組織或器官浸潤。
2. 沿組織間隙擴散。
3. 經淋巴系統轉移。例如，乳腺癌轉移到腋下淋巴結，胃癌轉移到胃周圍的淋巴結甚至到左鎖骨上淋巴結。

4.經血液循環系統轉移，例如，肺癌轉移到腦，成骨肉瘤轉移到肺。

5.移植性轉移，即脫落的瘤細胞可以沿光滑的漿膜轉移他處，繼續生長，形成同樣性質的腫瘤。例如，胃癌的細胞可以沿著腹膜轉移到卵巢或膀胱直腸窩。

起源於結締組織（包括纖維、脂肪、軟骨、骨、淋巴組織等）和肌組織的惡性腫瘤稱為肉瘤，其命名一般是在起源組織後加上「肉瘤」二字，如纖維肉瘤、骨肉瘤、淋巴肉瘤、平滑肌肉瘤等。肉瘤較多見於青少年。

上皮組織的惡性腫瘤稱為癌，它的命名一般在起源的上皮組織後加上「癌」字，如鱗狀上皮癌、基底細胞癌、淋巴上皮癌、腺癌等；還可根據生長的部位命名癌，如胃癌、食管癌、肺癌、乳腺癌、子宮頸癌、結腸癌等。癌較多見於中年和老年人。在皮膚或粘膜上的癌容易發生壞死，潰瀾面形成潰瘍，並容易繼續感染。

三、腫瘤的診斷

腫瘤的治療越早，其效果就越好，特別是對惡性腫瘤。要搶在發生遠處轉移之前治療。因此，對腫瘤要做到早期診斷、及時治療。

㈠如在身體上發現一個包塊，首先要鑒別是腫瘤還是炎性包塊。一般腫瘤沒有炎症的症狀，但是有些血運豐富且比較表淺的腫瘤，也可有皮腫發紅、局部溫度增高、甚至局部疼痛和壓痛等類似炎症的表現，例如成骨肉瘤。

在鑒別時，必須詳細詢問病史，全面地掌握包塊的發展過程以及全身呈現的其他症狀，再加以全面的分析。確定是腫瘤後，要明確腫瘤是在那一層組織內，然後要進一步鑒別腫瘤是艮性還是惡性的。這需要了解病程的長短、腫瘤生長快慢、病患的健康情況的變化、腫瘤的形態、硬度、移動性以及附近淋巴結有無轉移等。

㈡對近期出現食慾不振、明顯消瘦、體重不斷下降等，要進一步作全面的檢查，排除癌症。

㈢必要時，可進行特殊的檢查，排除癌症。

1.內窺鏡檢查：如通過直腸鏡、乙狀結腸鏡、喉鏡、胃鏡、膀胱鏡、陰道窺鏡等內窺鏡，不但能看到腫瘤的病變情況，還可以採取活組織作檢查。

2.X線檢查：CT掃描及核磁共振等檢查，可進一步明確診斷，幫助定位，了解腫瘤的範圍、性質及與臨近器官的關係。胸內、消化道、泌尿系、骨、顱內等部位的腫瘤常須作上述檢查。

3.活體組織檢查：取小塊腫瘤組織或整個瘤體進行病理切片檢查，是目前常用而且可靠的診斷和鑒別腫瘤性質的方法之一。有時為了防止活組織採取使惡性腫瘤擴散，可作快速切片檢查，確診為惡性腫瘤後立即施行廣泛的根治手術。

4.細胞學檢查：根據病情，收集尿、痰、陰道分泌物、胸水、腹水、胃液等或取食管或胃的粘膜脫落細胞作塗片檢查。

四、腫瘤的治療

隨著現代科學技術的不斷發展，腫瘤的治療方法也越來越多。現有的外科手術治療、化學藥物治療、放射治療、激光治療、免疫治療、中醫中藥、氣功療法、針灸治療等許多治療方法，使腫瘤死亡率不斷下降。

例如，我國解放前婦女絨毛膜上皮癌死亡率達八九・二%，解放後死亡率下降至二九・二%；有些肺轉移和腦、肝、腎轉移的晚期病人也可防治；急性淋巴細胞白血病通過藥物治療，也有一部分病人獲得治癒。

我國治療腫瘤時，開展了中西醫結合的綜合治療方法，使常見腫瘤五年生長率有明顯提高，如有的地區早期子宮頸癌五年生存率達九四・三～一〇〇%，早期食管癌達九十%，早期乳腺癌達八一・四%，早期鼻咽癌達七八・七%，早期絨毛膜上皮癌達九十%。為了探討氣功與機體免疫的關係，海軍總醫院馮院長等進行了氣功「外氣」對子宮頸癌細胞作用的實驗研究，觀察到子宮頸癌細胞經氣功「外氣」作用四十分鐘後，細胞存活率為對照組的六九・

二八%，即有三十•七二%的癌細胞被殺傷。另外，在電子顯微鏡下觀察到，氣功「外氣」作用後的癌細胞呈現變性、腫脹、內質網高度擴張、核溶解、細胞壞死。

經驗證明：治療越早，配合越好，療效越高。

五、腫瘤的預防

腫瘤的預防原則是無癌早防，有癌早治，治療後要預防復發。

㈠**無癌早防**：講究衛生，增強身心健康。堅持以氣功鍛鍊增強體質，是預防一切疾病的重要方法，腫瘤患者更應重視氣功鍛鍊。在日常生活中應注意與腫瘤發生有關的一些問題。

1.注意口腔衛生、養成刷牙習慣、及時治療齲齒能減少口腔癌的發生。養成良好飲食習慣、不吃很燙、很硬或過度刺激性食物，不暴飲暴食，對減少食管癌和胃癌有利；此外，適當多吃蔬菜、穀類、豆類，不吃過多脂肪或蛋白質，對防癌也有好處；蔬菜中的維生素A、C，能阻止亞硝胺使食管上皮增生，對防止發展成食道癌有一定的意義。

2.提倡晚婚與計劃生育，平日注意生殖器衛生，女性發現子宮頸糜爛或炎症及時治療等對預防子宮頸癌有益；男性包皮過長應及早切除。

3.酒精飲料中含致癌物重亞硝胺，有的還有黃曲霉素，煙草有十餘種致癌化學成分。所以，節制煙酒是減少肺癌、食管癌、胃癌和肝癌的辦法之一。

4.有條件者產後自行哺乳十個月至一年半，對減少乳癌很有好處。

5.養成每日排大便的習慣，及時治療腸內寄生蟲病和肛門病，有助於預防直腸癌和肛管癌。

㈡有癌早治：提高對腫瘤治癒率的關鍵是早期治療和綜合治療。綜合治療充分利用各種治療方法的特點，取長補短，互相配合，被事實證明是提高療效的好辦法。胃癌、乳腺癌應儘快手術；鼻咽癌、子宮頸癌放射治療；白血病、骨髓瘤化學治療。同時積極採用中醫中藥及氣功療法，以增強病人的抵抗力，減少治療副作用。

患者本身需要積極配合，調理飲食，加強營養，鍛鍊意志，增強信心，提高免疫功能。要將腫瘤消滅在局部並有預防擴散的措施，重視防止復發。這是個長期的戰略任務，不可掉以輕心，等閒視之。

六、常見的良性腫瘤

1.纖維瘤：為纖維組織的艮性腫瘤，外觀常為圓形結節狀，與周圍組織分界清楚，有包膜，切面為灰白色。纖維瘤能在全身各部生長，但最多發生於皮下組織和肌膜。

2.脂肪瘤：由脂肪細胞構成，質柔軟，呈黃色，圓形或分葉狀。多發生於皮下組織，尤以頸、背、臂部為常見。

3.甲狀腺瘤：表現為甲狀腺內單發結節，質較正常甲狀腺組織稍堅硬，隨呑咽上下活動，生長緩慢。常發生囊性變。多數病人不感覺有任何不適，但如果腺瘤靠近氣管，生長到一定程度時可能引起呼吸困難。

少數腺瘤可引起甲狀腺機能亢進或癌變。治療可採取手術摘除或氣功點穴及自我練氣功等方法。點穴時可取腫物四周為對稱點，運氣於指作用腫物四周以達局部消腫祛濁。甲狀腺囊腫者可配點曲池，濁前穴。

4.血管瘤：由血管組織形成，可分為毛細血管和海綿狀兩類。毛細血管血管瘤界線清楚，在皮內呈現一叢細小且飽滿發亮的毛細血管，色澤從鮮紅至暗紫，最常見於面部皮膚內，不侵入皮下組織。海綿狀血管瘤由形狀不規則、大小不等的擴大血管竇所組成，管竇間互相交通並擴展到皮下組織甚至肌肉。其界線不清楚，色澤藍或紫，捫之柔軟，易被擠空。可採用氣功點穴治療，一般取腎上腺、內分泌、三焦、膈、脾等穴，並在相應部位配合點其它有關穴位。同時可採用放射治療、手術、硬化劑注射、冷凍法、電烙療法等。

5.子宮肌瘤：為子宮的最常見腫瘤，可引起月經過多或痛經等症狀。壓迫膀胱和直腸時，可有腹部不適、尿頻或大便困難。子宮肌瘤過大、症狀明顯時可施行子宮切除術，再配合選練鬆靜功、吐納健身功等，以鞏固手術治療效果，不使病復發。

6. **卵巢囊腫**：小腫瘤，一般無症狀，長大時可有腹部脹悶、腰酸；壓迫直腸及膀胱時可出現便秘和尿頻；卵巢功能受到破壞時可有月經不正常；發生蒂扭轉時急性腹痛。可採用氣功鍛鍊及氣功點穴療法治療。應選練鬆靜功、真氣運行法、吐納健身功等功法。點穴治療時，醫者選穴卵巢、氣海、橫骨、血海、足三里、三陰交等。也可以施行手術切除。

七、常見的癌

1. 食管癌：多為鱗狀細胞癌，可呈塊狀突出致管腔變窄，因此主要症狀是進行性吞咽難。癌組織壞死脫落後，可形成潰瘍，此時容易出現出血甚至穿孔等併發症。治療為手術切除、放射療法、中醫中藥、氣功療法等。可選擇內養功，吐納健身功、太極氣功等進行鍛鍊。中藥驗方：板蘭根一兩、人工牛黃三錢、貓眼草一兩、硇砂一錢、威靈仙二兩、制南星三錢，切碎熬成膏、烘乾、研成末，每次服五分一錢，每日三次。

2. 胃癌：多發生於幽門部，其次在胃小彎及賁門部，可形成潰瘍。主要症狀為上腹部疼痛、食慾不振、嘔吐、貧血等。位於賁門部時可有吞咽困難。治療以手術為主，同時配合自身練功和氣功醫師行外氣點之治療。功法可選擇鬆靜功、吐納健身功、氣功八段錦等。氣功點穴時取胃俞、脾俞、膈俞、足三里、條口等。

3. 子宮頸癌：發病初期，子宮頸表面只有糜爛、充血或出血，陰道分泌物增多，黃水樣。後期子宮頸變大、變硬，呈菜花樣，易出血，分泌物變成膿血樣並有惡臭。治療以放射療法為主，同時患者為加強體質，可選擇靜養功、強身功、吐納健身功等鍛鍊，配合氣功醫師點穴治療。點穴穴位可選擇三陰交、腎兪、關元、中極等。

4.**乳腺癌**：常發生於乳房的外上部，質硬、不活動，與四周組織分界不清。由於癌組織把乳頭和皮下組織向裡拉，可出現乳頭下降和皮膚呈桔皮狀。常可轉移到腋窩淋巴結和鎖骨上、下淋巴結。治療以根治手術為主，配合放療及化療，要增強體質，患者應選擇氣功八段錦、強身功、保健功等鍛鍊。同時請氣功醫師進行氣功點穴治療。穴位可擇乳根、肩井、膻中、三陰交等。

5.**鼻咽癌**：多為淋巴上皮癌，常於頸淋巴結發生轉移而腫大時，為臨床所發現。也可能有鼻出血的症狀。治療可用放射治療、中藥扶正、氣功強身鍛鍊等。功法一般選擇太極氣功、吐納健身功、保健功等。用氣功點穴治療時，氣功醫師運氣後，點按風池、下關、上星、合谷等穴。

6.**肝癌**：多為肝臟腫大，腫瘤有的呈巨塊狀，有的是多個大小不等的結節，但多半是巨塊和結節同時存在。常有上腹部隱痛，可有黃疸、發燒。肝臟表面凹凸不平，質硬、有觸痛。治療方法：侷限的腫瘤可作肝部分切除術。患者並加強體質鍛鍊，選練吐納健身功、強身功、運目功等。配合施以氣功點穴，氣功醫師運氣後點按肝兪、內關、外關、公孫、足三里等穴。常用中草藥選擇：核桃樹枝、野葡萄（根）、紫草、山茨菇、鐵樹汁、白花蛇舌草、半邊蓮、半枝蓮、石見穿、豬殃殃、水紅花子、垂盆草、藤梨根、木鱉子、八月扎、苟仁、漏蘆等。

7. **肺癌**：大多數發源於總支氣管或肺葉支氣管，發生後向肺主質蔓延，也向肺門淋巴結轉移。早期症狀主要是頑固地咳嗽，有時可能有咳血。晚期可以有肺不張、肺感染、胸痛等症狀；侵犯縱膈內神經或其他器官，則產生相應的症狀，例如聲音嘶啞、吞咽困難等。在少數病人中，可能在早期即發生遠處轉移。

胸部X線攝片可見團塊狀陰影。痰中可能找到瘤細胞。有必要時可作支氣管鏡檢查以助診斷。治療可用手術、放療、氣功療法、中藥等綜合方法。為加強體質，氣功鍛鍊可選擇太極氣功、氣功八段錦、吐納健身功等功法進行。氣功點穴時，氣功醫師在運氣後選擇肺俞、心俞、曲池、尺澤、合谷等穴。

中草藥的選擇：北沙參、麥冬、生地、百部、地榆各四錢，五味子一錢，炒山梔、王不留行各三錢，蒲公英、徐長卿各五錢，石見穿、紫草根各一兩，水煎服。

八、常見的肉瘤

1. **淋巴肉瘤**：好發部位是頸、縱隔、腹膜後等處的淋巴結。早期易誤認為淋巴結炎。淋巴結進行性增大，可互相融合成結節狀巨塊。可採用放療和化療，也要配合氣功療法。患者應選擇吐納健身功、鬆靜功、強身功等進行鍛鍊。還可由氣功醫師運氣，選擇天井、間使、關之俞、少海等穴進行氣功點穴治療。

2.**骨肉瘤**：多見於十—二十歲青少年，好發部位為股骨下端和脛骨上端。腫瘤常呈紡錘形，質軟硬不一，瘤內血管很豐富，因此皮膚常發紅。常有疼痛。有時早期即可發生血行轉移，往往首先轉移到肺內。治療常採用高位截肢術，患者術後應加強體質鍛鍊，可選練氣功八段錦、鬆靜功、健美功、保健功等功法。也可由氣功醫師運氣，選擇大椎、環跳、三陰交、外關等穴進行氣功點穴治療。

第十章

氣功床應用與康復醫學

第一節 氣功與現代醫學

現代醫學正由生物醫學模式向生物心理社會醫學模式發展，許多醫學家在注重人的自然屬性的同時，更加重視社會、心理因素，即人類的社會性這一方面。因此，心身醫學、行為醫學和康復醫學相繼產生，預防醫學及社會醫學得到迅速發展。而氣功療法與上述新學科不謀而合，正與現代醫學發展方向相一致。

氣功療法作為一種整體療法、自我療法、心理療法，它既可治病防病，又可延年益壽，具有它獨特的優點，因此氣功療法有著廣泛的發展遠景。可以預計氣功的突破將對疑難病的防治及現代醫學發展產生較大影響。

一、氣功與預防醫學、康復醫學

現代醫學水平不斷提高，對許多疾病都能進行有效的治療，但同時也帶來許多弊病。由於藥物的大量生產，它的副作用也相當嚴重，危及著人們身心健康和安全。據不完全統計，目前影響肝臟代謝的藥物就有兩百多種。此外，又由於使用各種危害人體健康的診斷技術、造成醫源性疾病的大量增多。

所以，從某種意義上看，醫藥對人體非但未增加健康，反而影響了人體健康。這些不良因素日益嚴重，使人們為人類健康開拓新方法。我國政府歷來很重視以預防為主的方針，國外有些學者反覆強調必須重新堅持人人都能控制自己的健康。正因為如此，人們越來越多地開展自我控制療法和體育療法。

近幾年來，我國的康復醫學和預防醫學得到迅速發展。人們已不滿足於身體現狀，更加希望找到一個使人體健康的健身法，以利於調節和控制精神緊張、開發智力潛能，為四化建設服務。我國獨特的傳統健身法寶——氣功，應該是首要的健身方法之一。

氣功療法被認為是一種現代康復療法。氣功有防病治病，健身延年的獨特之處。凡練功者都要通過「內練一口氣，外煉筋骨皮」的鍛鍊，達到調整機體內部功能、提高抵抗力、調補人體內精元之氣，以增強機體的免疫力，增強人體修補再生能力和對外界的適應能力。因此，氣功療法對預防疾病和病後康復起著積極的作用。

它簡單易行，花錢少，無藥物治療的副作用，符合醫學發展的趨勢，是未來醫學可充分發揮和利用的一種重要醫療保健方法。

二、氣功與心身醫學、行為醫學、社會醫學

現代醫學正向高度綜合和高度分化方向發展，已逐步從微觀和宏觀多方面揭示出人體與

環境、心理、社會等因素之間的相互聯繫和相互作用。因社會環境、心理行為失調引起的疾病，如神經衰弱、高血壓等日見增多，僅用藥物治療收不到理想效果，有些還由於藥物副作用而影響健康或加重疾病。

醫學界越來越重視針對致病原因，採用心理療法，消除不良影響的綜合治療方法。因此，近年來醫學界都非常注重運用心身醫學、行為醫學、社會醫學為整個人類健康服務。

氣功療法與心理療法緊密相聯。人們在練功時，以意、氣、形三者的結合、調理，達到祛病健身、延年益壽的目的。

練功者以練「意」為主導和關鍵。練「意」的實質是訓練大腦，尤其是對高級中樞系統進行調整，使大腦皮層呈現氣功特有的有序化活動，從而達到調節整個機體功能、改變自身的生理、病理狀態的目的。因此，氣功療法能夠很好地發揮病人的主觀能動性，有利於疾病的治療和機體的康復，故它也屬一種心理治療方法。

綜上所述，氣功的作用很多，它對心身疾病及社會因素所致之病均有特殊療效，既能調節人體的情志，又能陶冶情操。發展和推廣氣功將為提高人民健康水平。促進心身醫學、行為醫學、社會醫學的不斷前進作出貢獻。

三、氣功與老年醫學

隨著社會和醫療條件的不斷改善，人們的生活水平大大提高，人的平均壽命在不斷延長。由人口老化所引起的一系列社會和醫學問題，是當今世界各國的一個重大難題。隨年老而帶來的多種綜合性疾病，為整個社會和家庭增加了巨大的負擔。

因此，使老年人長壽並且「長能」（指生活能力、學習能力、工作能力）是老年醫學面臨且必須解決的重要課題。

氣功療法是一種以靜養為主，動靜結合的功法，與老年人的特點相適應。長期堅持鍛鍊，才能見其效果。氣功能內養真氣，調動人體生命的潛在功能，強壯筋骨。老者練之，有病治病，無病長壽。

幾千年的歷史證明，練功者大都身體健壯，不少人度百歲乃去。不少老年患者在練功後疾病漸祛，身體抗病能力逐漸增強。因此，在老年人中推廣氣功療法，使之確保長壽，又能讓他們為社會發揮餘熱，這不僅將解決老年醫學上的許多難題，而且對維持社會與家庭的穩定具有重大意義。

四、氣功與某些疑難病症

隨著現代科學技術的發展，醫療保健條件的改善，傳染性疾病基本得到控制。而心、腦血管疾病及惡性腫瘤的患病率大幅度增加，其死亡率為目前死亡率的前三位。現代醫學對這類疾病尙無徹底根治方法，因此，它們對人民的健康構成了巨大的威脅。經近年來國內外醫療實踐證明，氣功療法對治療這些疾病肯定的療效。

氣功能緩解冠心病患者心絞痛，改善心肌缺血缺氧狀況；放鬆功對高血壓患者有著明顯的降壓作用。

新氣功療法「治癌」等，更是給許多癌症病人帶來了福音。因此，臨床氣功為我們探索這些常見病、疑難病的治療提供了有效的方法。

氣功對一些慢性疑難疾病，如神經衰弱、冠心病、肝硬化、胃腸病、肺纖維化、糖尿病等有較好療效。因此，辨證選功、科學掌握氣功將為征服這些疾病邁出一條新路。

綜上所述，從長遠觀點看，積極廣泛開展氣功療法，並以現代科學為主要手段，多學科地大力開展對氣功的研究，探索氣功的奧秘，掌握其規律並運用到醫學科學領域裡，將有可能為醫學理論帶來某些新的突破，為臨床治療某些疑難病症開拓一種有效的治療方法。

氣功作用的機理，氣功的實質一旦全部被揭示，將為探索人體生命科學和為整個人類健康保健事業作出貢獻。

氣功作用機理、氣功實質的被揭示必將進一步揭示出生命的物質基礎，生命過程中物質、能量、信息三者之間的關係，和人腦的奧秘、意識與物質的關係等。因此，它將推動人體生命科學繼續前進。

第二節　氣功療法與康復醫學

一、概　述

現代康復醫學是在我國剛剛發展的新應用學科，它涉及基礎、臨床和社會等學科，是以中醫學、現代生理學、生物物理學、運動生理學、神經生理學為理論依據而發展起來的。康復醫學是我國衛生醫療事業的一個組成部分，作為中國醫學遺產的氣功是我國康復醫學的主要內容。發揮氣功在康復事業中的作用，加強和充實我國康復醫學的內容，對提高疾病的康復作用具有重要意義。

氣功在我國古代有記載的文獻裡稱之為導引、按蹻、吐納、靜坐、養生等方法。經過長期實踐，目前氣功已廣泛用於臨床醫學、養生學和康復醫學等方面。氣功的主要康復作用，是借助勢、息、神調練，通過培補體內元氣（真氣），調節、強化臟腑功能而起作用。必須強調練氣功中調心是中心環節。《素問•靈蘭秘典論》中指出：「心者，君主之官也，神明出焉。故主明則下安，以此養生則壽……，主不明則十二官危，使道閉塞而不通，形乃大傷，以此養生則殃。」既注重「調心」對人體健康起著決定性作用，也著重強調了把精神保養作為養生保健的重要環節。

中國醫學認為精神保養不當，則會導致疾病。人的情緒的不同變化，對內臟有不同的影響。《素問•陰陽應象大論》說「怒傷肝」、「喜傷心」、「思傷脾」、「憂傷肺」、「恐傷腎」。故人若精神失調，能使身體發病。《壽世青編》提出「治病不全靠藥，所謂藥之所治只有一半，其一半全不系藥方，唯要在心藥也」。

何謂心藥，這指的是：自家心病自家知，起念不當把念送，只是心生心作病，心安哪有病來時，以心藥治療七情內起之病，故此稱之謂療心的方法。

氣功療法，簡便易行，療效可佳，深受群衆歡迎。氣功鍛鍊，對慢性病患者的康復有著重要意義，適應於老年人改善器官功能，提高智力機能（包括記憶力），同時對藥物的敏感性降低，我們用氣功鍛鍊對老年人進行康復，更具有深遠意義。

二、氣功方法與康復生理基礎

我國用氣功治療了許多種疾病，如胃腸疾病（胃腸潰瘍、胃下垂、胃腸炎）、循環疾病（冠心病、高血壓、低血壓症）、眼睛近視、神經官能症以及其它方面疾病，並收到了明顯效果。實踐使人們不難看到把氣功療法運用於臨床上常見慢性病、老年病的康復治療，將會推動我國人民健康事業的發展。

運用臨床氣功治療的方法，就是從整體上探討氣功在臨床治療疾病和預防疾病的效果。從整體上看，氣功對人體的影響是一種「主動性」的自動調節過程。通過練氣功後，使人體達到自我控制和自我調整的目的。臨床氣功應用時，需用現在科學技術手段與我們正在臨床上採用的氣功外氣導引治療疾病的方法相結合。

練氣功後對人體各系統表現出艮好的健身效應。國內有很多醫務、科研及氣功愛好者，用現代生理物理及臨床實踐，從多方面對氣功的作用機制進行多學科的探討和研究。據學者們對內抑制過程的腦電圖的研究證明，練功者的腦電圖 α 波頻率減慢，波幅明顯增加。可見氣功鍛鍊能改善大腦功能，練功在高度入靜時腦電活動呈現有序化狀態，可使心律減慢，心臟搏出量增加。

同時，呼吸氣流速度顯著減少。在X光線下觀察，其膈肌上下活動幅度比常態下增加三至四倍，於是增大了吸氣時的胸膜腔負壓，有利於改善心肺循環。此外，氣功有增加腸胃的蠕動功能，也可促進消化腺體的分泌機能。

關於氣功康復疾病的生理基礎，我們在實踐中認識到：氣功康復機制與中醫學基礎理論密切相關。氣功具有扶正袪邪，平秘陰陽，培脾補腎，調和氣血，通經活絡等功效。用現代醫學觀點分析，認為氣功延緩生理老化，減輕病理老化，抗衰防老，增進身心健康，這些就是氣功康復疾病的生理基礎。

第三節 氣功與中老年健康

氣功療法是具有民族特色的醫療保健方法，是祖國古老養生學的一部分。它通過姿式、呼吸、意念的調整，調動了體內的真氣運行，從而使經絡疏通，氣血運行通暢，體內陰陽平衡，起到了防病治病、強身健體、延年益壽的作用。

一、氣功抗衰作用

衰老是老年時期機體的生理變化，它可以從老年人的形態外觀和組織功能上反映出來，如皮膚皺摺、色素斑出現、頭髮變白、牙齒脫落、關節不甚靈活且變形等。通過長期氣功鍛鍊，既能防治疾病，又能預防衰老。其抗衰老的機制如下：

㈠**平秘陰陽**：平衡失調是導致衰老的主要原因。各種氣功鍛鍊方法均以整體為基礎，通過特定的練功姿式、呼吸、意念等調節平衡。凡練功者都很重視和強調內煉精、氣、神，外煉筋骨皮，培育元氣，調養心神，調和經絡氣血，使心腎相濟，起到平秘陰陽、抵抗衰老的作用。

㈡**培脾補腎**：腎為先天之本，脾為後天之本，脾腎功能衰退與衰老密切相關。堅持氣功鍛鍊的目的都是為了培育元氣，凝煉真氣，達到強身祛痛的作用，而真氣、元氣均由脾腎所主宰。所以氣功作用的實質是補腎培脾，使脾腎功能健旺，起到抵抗衰老、延年益壽的有效作用。

㈢**調和臟腑：**各種氣功鍛鍊均作用於整體，既能平秘陰陽、培脾補腎，又能養肺、調心、壯肝，通過經絡的調節作用，使五臟六腑調和，皮脈筋骨肉和四肢百髖得心潤養，心、肝、脾、肺、腎功能強健，從而「把握陰陽，呼吸精氣，獨立守神，肌肉若一，精神內守，治病抗老，延年益壽。」

㈣**和悅情志：**人體長期的情志失調，可使臟腑氣血紊亂，導致疾病、衰老，甚至死亡。各種氣功鍛鍊，必須長期堅持，適當合理的意念和動靜自然的調煉，能使臟腑調和、心氣舒發、肝氣條達、情志和諧、臟腑氣血機能強健，從而「僻邪不至，長生久視」。所以長期堅持氣功鍛鍊既能使情志和諧，臟腑強健，也能抵抗衰老，延年益壽。

二、氣功改善機體緊張

氣功療法有助於改善患者的不良情緒，在練功入靜後，可使體內各種生理變化得到相應的改善，首先對中樞神經系統起抑制作用，使情緒穩定，同時消除了大腦皮層的緊張狀態，加強了大腦皮層的調節機能，從而使身體各個器官的機能活動達到了協調統一。

在這種狀態下，呼吸加深加長，肺活量增大，肺動能可得到不同程度的改善，血液循環加快，毛細血管擴張，外周阻力減少，減輕了心臟的負擔，脈搏跳動增強，心輸出量和回心血量增加，血壓下降。由於腹式呼吸的形成，膈肌的大幅度運動，胃腸蠕動增強，各種消化酶分泌旺盛，對各種腺體的分泌也起到了調節的作用。

練氣功還可使血管緊張水平降低、膽固醇下降，有助於增加血管壁的彈性，可防止或減緩血管硬化。所以氣功對多種老年疾病都有很好的治療效果。

三、氣功與心身醫學

心身醫學的研究發現，人類疾病的五十—八十％是由精神過度緊張和不良心理引起的。精神上的壓力能減弱身體的抵抗力。據美國醫生田妮對一二二例癌症患者調查的結果表明，情緒與癌症有直接的關係，並認為不良情緒是癌細胞的催化劑。

人到老年時期常出現一些老年性疾病，這些疾病的發生不僅是因為體質的衰弱，而且也與精神因素有很大的關係。由於工作、生活環境的改變（如離退休等），思想往往從積極轉向消極、性格也變得焦慮、孤獨、煩躁、易怒。

從醫學心理學角度來看，這種情緒的產生，可使人的心理活動失去平衡，嚴重者導致神經活動機能失調，對機體的健康十分有害，可以誘發很多疾病，而且加快了衰老的速度。中醫認為喜、怒、憂、思、悲、恐、驚七情是人體「神」的外在表現。若情志波動劇烈或反覆受刺激，就會影響機體的生理功能而導致疾病的發生。

四、氣功與中老年練功

當人進入中老年時期後，由於體內臟腑、經絡、氣血的機能活動都發生衰退性變化，故此出現毛髮的稀疏、皮膚肌肉鬆弛、骨質疏鬆、耳聾眼花、牙齒脫落、反應遲鈍等衰老的表現。

正如《黃帝內經》中指出：「二好……五七陽明脈衰，面始焦，髮始墮；六七三陽脈衰於上，面皆焦，髮始白；七七任脈虛，太衝脈衰少，天癸竭，地道不通，故形壞而無子也。丈夫……五八腎氣衰，髮墮齒槁；六八陽氣衰竭於上，面焦髮鬢斑白；七八肝氣衰，筋不能動；八八天癸竭，精少，腎臟衰，形體皆極，則齒髮生。」這說明人從出生、少年、壯年到衰老是一個客觀的自然規律。但從氣功養生學方面探討認為，通過氣功的鍛鍊和適量的藥量、飲食營養結合調補，就可以達到抵抗衰老、延年益壽的目的。

五、氣功與中老年保健

氣功療法是很適合於中老年人的保健。祖國醫學認為，人到老年由於腎精不足，元氣大衰，下虛上實，稍有邪氣侵襲則易發病。如果堅持氣功鍛鍊，引氣下行，氣壯丹田，息息歸根，使腎氣得以加固，元氣得以充實，身體健壯，則不易發病。所以，長期練功的中老年人雖然年事已高，但他們還是精神飽滿、步履康健、聲音洪亮、不畏寒暑、很少生病。故古人把「保精練氣、養神」列入長壽之道。

氣功療法的練功方法種類繁多，都有不同的特點。所以在選擇練功時，必須辨證辨病，因人因病地選擇練功方法並長期堅持下去。

另外，還應以動靜結合的練功方法配合。這種內動外靜和外動內靜的相互結合，對促進機體各個部位的協調統一能起到積極的作用。

㈠、中老年人堅持氣功鍛鍊的重要性

中、老年人是當前改革和四化建設的骨幹。他們在各自的工作中都有較豐富的經驗。因此，如何保護他們的健康，如何預防中老年性疾病，如何向衰老和疾病作鬥爭，已成為現代康復醫學界非常重要的課題。

凡經常練功或體育鍛鍊者都一致認為：「生命在於運動」。可是作為一個科學工作者，時間就是生命。只有堅持經常性氣功或體育鍛鍊是增進健康的重要手段。也就是爭取更多地為黨工作的時間。我們在臨床常觀察到一些中老年人（這裡所指的中年人是四十～五十歲、老年人指五十～六十五歲以上），正當需要他們為黨的工作做貢獻的時候，有的卻疾病殘身，感到心有餘而力不足，甚至未老先衰、體弱多病。見於上述情況主要是由於缺乏堅持氣功或其他體育活動。

最近我們也看到國內外有很多長壽老人，他們除了地區環境的影響外，主要長壽養生秘訣還是以運動鍛鍊為主。筆者最近發現，他運用氣功點穴給一外賓首長治療腦偏癱，同時教他自己堅持氣功和體療等運動。最近在治療時看見他又生長出大部分黑頭髮。事實證明「動諸關節、使人難老」，氣功和體療鍛鍊能起著延緩衰老及康復再生的作用，中老年人比青年人更需要鍛鍊，越老越需要鍛鍊。

上述經驗表明，如果不是早期開始堅持氣功和體育鍛鍊，就不可能保持健康身體，旺盛的工作能力。氣功和體育鍛鍊不但使中年人更多地保持青年人的特點，對老年人來說也會煥發出青春的活力。

我們實踐認為，經常堅持氣功和體育活動的四五～六十歲的中老年人，比不鍛鍊的三十～四十歲人健康狀態要好，這說明愛鍛鍊者的生命力相對可以延長約十年～二十年。

㈡、氣功與體療能夠防病治病

在我國醫學史的文獻中早就有著生動的記載。如我國古代（公元七七一年以前）春秋戰國時期有一名醫扁鵲，就曾用「導引」（現在的體操）來預防與治療疾病。在一千七百多年前，我國漢代外科名醫華佗也很注重把運動鍛鍊，作為防病治病的一種療法。他把鍛鍊身體比做「流水不腐，戸樞不蠹」，就像門軸天天轉動，就不會產生蛀蟲一樣。

華佗創造了「五禽之戲」，就是模仿五種禽獸的動作來鍛鍊身體（指虎、鳥、鹿、熊、猿）。他主張，當身體感到不舒服時，就「起做一禽之戲」，等到「沾濡汗出」（微微出汗），這樣就可以覺得輕鬆，同時「思食」。據說華佗的弟子吳普每天練「五禽之戲」，結果活到九十多歲，還「耳目聰明，齒固完整」。

此外在我國南宋初年又創造了「八段錦」用以健身治病。我們經過臨床實踐中結合練功體會，將八段錦編組成氣功八段錦，並把每節結合如何運氣、治病，作用分別實踐並介紹於大家，很受當前辦公作息時間改革後的各類人員選擇鍛鍊（本書前面有氣功八段錦）。

中老年人練功時，尤其是在練功熱情高時，更必須注意練功的科學性、正確性。講究功效，勿急於求成。鍛鍊時必須符合中老年人的生理解剖特點。練功時做到心平氣和、精神放鬆、順其自然。

練功時必須因人因病、因時因環境的不同而選擇功法。

選擇適合於自已的練功方法，長期堅持下去將會收到很好的保健強身效果。

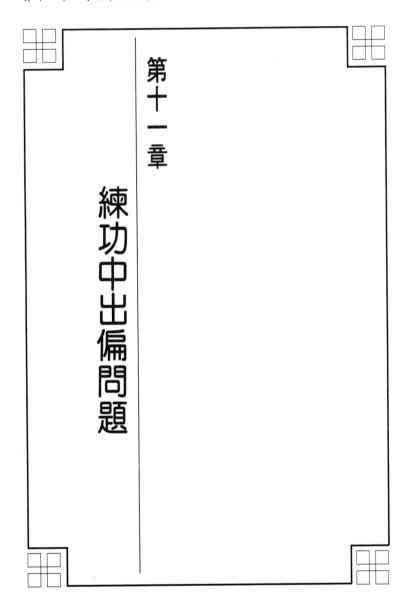

第十一章

練功中出偏問題

臨床上應用氣功療法主要以治療保健為目的。以強身健體、祛病延年為主表現練功。本來不應出偏，但也有少數人出現偏差。古今都有，給少數練功者帶來了疾苦。要正確解決和處理練功中不出偏差問題，筆者近年來在氣功臨床實踐中，探索到對氣功出偏治療的經驗和體會。

一、定　義

什麼是練功出偏，我們實踐認為在練功中，由於方法掌握不當，導致出現不良反應，造成練功者的痛苦及體內出現異常現象，使其失去自我控制能力，甚至有損心身健康，為氣功出偏。

二、氣功出偏原因

經臨床氣功治療觀察，練功中出偏有以下幾點原因：

1. 無氣功老師、氣功醫師的正確指導；或雖有老師指導，練功方法掌握得不正確。
2. 練功時全身沒有放鬆，意念及身體某些部位過度緊張。
3. 練功時故意用勁導引內氣的運行，以致內氣局部瘀積，違反規律而引起偏差。
4. 病情不宜練功時，勉強去練和急於求成者。

5.練功中突然受到驚嚇刺激（或雷雨天氣）。

6.練功中產生一些幻覺或感覺時，產生恐怖心理，造成精神緊張又不能緩解。

7.功法選擇不固定，造成混亂易出偏。

8.沒有練功經驗，不懂醫學知識的人，以不正確方法或以迷信的觀點灌輸。

9.練功中盲目追求動觸和體會動觸的感覺，不知不覺助長了動觸的程度，以至大動到無法控制地自發功。

三、氣功出偏的機理

內氣在體內運行有一定的循行路線或方向。若內氣不循經運行，偏離了諸經正常的路線或方向，造成氣機受阻或內氣妄行狀況，從而引起陰陽失調、臟腑不和，出現一些不良反應等，是出偏的機制之一。現代醫學認為：大腦皮層功能紊亂，交感和副交感神經功能失調以及內分泌功能障礙，是出偏的重要機制。

調身、調息和調心，既是氣功鍛鍊的三大要素，又是練功順利進行的重要環節。以下結合練功三要素闡述氣功出偏的機理問題。

㈠調身（指練功的姿勢），是調息的基礎。練功時只有在掌握正確姿勢的前提下，全身肌肉、關節才能充分地放鬆。練功中肢體不能放鬆，則經絡不易通暢，氣血運行受阻，這不但不利於疾病的康復，還可能導致氣滯血淤和內氣妄行等不良反應。

㈡調息（指練功時的呼吸），有助於入靜，故有「息調則心定」之說。調息除可增加肺潮氣量和改善氣體交換外，對植物神經系統也有良好的影響；反之，呼吸長期不調，則可破壞交感神經和副交感神經之間的動態平衡狀態，進而引起內臟功能失調，造成心、肺、胃腸功能紊亂綜合症。

㈢調心（指練功時的意念），是三調中重要環節，也是氣功能否達到治病健身的關鍵。調心得法，則易養真氣、導氣和神；調心失誤，則雜念叢生，掉舉頻至。從一定意義上講，調心的目的在於獲得入靜。據實驗證明，練功入靜後血漿中皮質激素、生長激素含量下降，中樞神經介質五—羥色胺水平升高，表現出入靜是一個低能量代謝及耗氧少的過程，從而起到儲能作用。實踐證明入靜後交感神經興奮性下降，副交感神經興奮性升高，二者達到協調狀態，使人體處於鬆弛狀態，有助於防病治病。

然而，當調心施法有誤時，練功者非但不能順利進入氣功入靜狀態，反而造成心煩意亂、精神緊張等不良反應，通過一系列條件反射，引起許多練功出偏症狀。

總之，出偏的機制是很複雜的，有待於今後進一步的探討和實踐。

四、氣功出偏的臨床表現

氣功出偏表現形式繁多，臨床上常見為：

㈠**頭部症狀**：練功者頭痛、頭脹、頭昏、兩眼發脹，少數嚴重者表現為氣衝頭上行的症狀。這是練功中出偏的第一類臨床表現。上述症狀有的在練功後短時間內出現，有的在練功一段時間後出現；其程度輕重不一，持續時間有長有短。其主要原因是練功者意守過重，思想過於集中或勉強排除雜念；吸氣過於用力或蓄意引氣上行；意守部位偏高，如意守百會、印堂等。

㈡**胸部症狀**：多見於練功時練功者感胸悶、兩脇脹痛，嚴重時出現心慌、氣短、呼吸不暢、氣滯心窩等狀。這是練功出偏的第二類臨床表現。此類症狀持續時間長短不等，多數影響練功進度。嚴重者影響心身健康。胸部症狀產生的常見原因有：過分死板地追求特定呼吸形式、含胸過度或故意挺胸聳肩、閉息太長，不適當地意守胸區，如膻中穴處等。

㈢**腹部症狀**：練功者練功時出現便秘、腹瀉、腹脹、腹痛、丹田熾熱等。其原因為呼吸過於用力或過於強調內養功的第一種呼吸法（停頓呼吸法，吸氣—呼氣—停頓，抬舌默念↓落舌↓吸氣等）。

㈣**肢體症狀**：練功時，特別是練靜養功時，有少數人出現四肢或軀幹的外動現象。表現形式多種多樣，或大動，或小動，或微弱，或強烈，或呈規律性，或無規律性。這種外動常發生在練功接近入靜或入靜之後，氣不歸經或內道受阻、對外動進行不同形式的心理誘導作用，大腦皮層受到抑制，造成皮層下中樞功能釋放等為其常見原因。

㈤精神、情緒的表現：多表現出情緒和精神方面的改變，如焦慮、憂鬱、煩躁、易怒、悲傷，嚴重者表現為哭笑無常、行動失控、幻視幻聽、強迫觀念等。這些不良反應不僅影響練功進展，而且有損於身心健康。其常因練功方法不當、練功時受驚或死板追求功中奇異幻想等所致。

五、氣功出偏的治療

出偏後不要急躁和恐懼，可暫時停止練功，找出原因並針對原因進行治療，一般採用對症處理的方法。

㈠頭部症狀的治療：

1. 凡因意守和呼吸用力過大所引起的，可暫改自然呼吸和放棄意守，待頭部症狀緩解或消失後，再恢復原功法進行鍛鍊。意守部位在胸以下為宜，切勿死守胸部以上的穴位。

2. 氣上行衝頭者，採用引氣下行的方法。從預防出發，凡練周天功者切忌死用意引氣闖三類，必須掌握一定的量，令其自然通過。

3. 採用前兩種糾治方法無效者，可請氣功醫師進行發功導引或點穴治療，以疏散患者病氣及平衡腦神經失調，使之放鬆，消除頭部不適等症狀。

㈡胸腹部症狀的治療：

1.凡因意守與呼吸強度過大所致的胸悶、氣短、心慌及呼吸困難等，可暫停練功，採用自然呼吸。待症狀消失後，再恢復原功法。

2.對腹脹者首先要把腹式呼吸改為自然呼吸（暫停練閉式呼吸），調整練功姿勢和意念的強度。

3.採用外氣功導引治療。氣功醫師可發放外氣導引患者的胸腹部，調節氣息。同時令患者作自我胸腹部按摩等。

㈢練功出偏動象的治療：

1.患者必須解除暗示外動的誘因，這是制止外動的關鍵。

2.對肢體抖動、軀體前傾後仰或左右擺動、頭頸緩緩轉動、手部有節律的拍打或按摩等小動象，應採取意念放鬆，消除緊張感。還可配合外氣導引。將患者的氣調順，症狀可自行緩解。

3.對大動不停者，如軀體方向不定地亂動甚至就地翻滾者，應停止練功，使出偏者消除緊張情緒。可用氣功導引、點穴等方法，調節出偏者的氣息，使之達到糾治。

㈣精神、情緒障礙的治療：

1.精神不正常者切忌練功。

2.練功時宜選安靜的場地，以防受驚。

3.練功時受驚嚇後，可停功數日，待精神緊張狀態消除後再恢復練功。

4.可採用氣功外氣導引治療，有助於糾偏防偏。

以上為氣功出偏的總治療原則。根據具體出偏症狀與特點，可分別施用不同的自我調節與氣功醫師的糾治方法。

㈠氣衝頭面部，引起頭面部麻木、蟻串感、暈沉或脹痛等現象。這是較為常見的偏差，一般與練功時意守頭面部穴位過重有關。

1.從上至下自我調節放鬆法：根據偏差症狀出現的部位，採用調節措施。如症狀出現在前額部位，可採用體前面部放鬆法，即由頭的前額經面部至身體前面依次放鬆至腳趾；如症狀出現在頭頂部位，可採用自我意運百會向身體下部放鬆法；如症狀出現在頭的後枕部，可用體後向下放鬆法，即由頭的枕部（大椎穴）經身體後面依次向下放鬆至湧泉處；如症狀出現在頭的兩側，則從顳部依次向下經身體側面放鬆至湧泉處。

2.頭頂百會運按法：症狀出現在頭頂者可採用百會運按法，將意念向下導引；症狀在前額者，可運按前庭、印堂等穴位；症狀在後枕部者，可運按風池、大椎穴；症狀在顳部者，可運按太陽穴、童子髎穴；症狀出現在整個頭部者，應選擇運氣乾梳法，即將兩手五指分開、指腹著力，由前庭穴起至枕後風池穴處乾梳一百次，以自覺頭部有微熱輕鬆感為宜。

3.氣功醫師糾治法：練功者頭部出現偏差後一般經上述調節後，能達到自我控制。但少數頑固的偏差者，需請氣功醫師糾治。氣功醫師用掌內勞宮穴，在患者的百會穴上，運用「外氣」向下推，同時隨著下推的手法，掌指內作旋轉發功，使病人感到頭部輕鬆、偏差症狀緩解或即刻消失。還可運氣點按患者的雙側合谷穴，以起協同調理作用。

㈡頭頸搖擺失控現象是練功者追求動觸意念過重所致。嚴重者可手舞腳蹈、全身搖動，甚至滿地翻滾，無法控制。更為甚者造成精神分裂症等。

自我調節方法：患者首先要消除緊張情緒，睜開眼睛，自然放鬆並點按雙側合谷穴，可慢慢解除症狀。

氣功醫師的糾治方法：術者運用「外氣」點按患者大椎、曲池、合谷穴，有疏通經絡、調理氣血的作用，可逐漸糾治頭頸搖擺失控現象。

㈢舌硬不靈現象：練功者違背功理，呆板照書練功，認為「舌抵上腭」可以接通任督二脈，就每天死死地、一刻不停地「舌抵上腭」，不肯放下，最後造成舌神經僵化，欲放不得，說話困難等症狀。

自我調節方法：把舌抵上腭的意念改為意守它處，然後放鬆舌體練功，輕貼於上腭，自然呼吸。練完功後舌體鬆弛回至正常位。經過一段時間調理，症狀就會逐漸消失。

氣功醫師的糾治方法：自我調節無效者，可請氣功醫師用外氣發功點穴糾治，如點承漿、合谷穴，即可消除偏差。

㈣頸部發硬現象：練功者自覺氣聚大椎處（第七頸椎處）腫脹，感覺後頸有異物壓迫，嚴重活動受限。這主要是由於練功者過重強調通三關、結果三關未通、氣聚大椎穴處所致。

自我調節方法：練功者首先要消除緊張心理因素，勿過於強調用力通三關，調節好呼吸和意念活動，順其自然通關。

氣功醫師的糾治方法：術者運氣點按患者的大椎穴，發放外氣導引以驅散聚氣。用一手扶頭部，另一手掌呈虎口形狀在患者枕部進行抓拿或上下運氣推法。治療幾次，可逐漸減輕患者症狀，直至消失為止。

㈤胸悶憋氣的現象：患者由於在調息方面不得要領，偏重追求異常的調息目標，弄得頭暈眼花、胸悶憋氣，甚至呼吸困難。

自我調節方法：練功者要根據自己所練功法要領，採用調整呼吸的方法，勿練多種調息法，即可消除胸悶憋氣的現象。

氣功醫師的糾治方法：可採用運氣導引，調整患者呼吸，使之能順其自然呼吸。可運氣點按患者的雙側內關穴，運氣導引患者的膻中穴，以寬胸順氣、消除胸悶憋氣的症狀。

㈥胸背寒熱的現象：少數練功者在練靜坐功時，自覺胸前與後背發熱或發冷、發抖等，這都屬於不正常現象。

自我調節方法：練功中自覺背上或全身發冷時，應即刻停功，改日鍛鍊。或用熱水洗臉，冷氣就能漸退。對胸背熱得厲害者，囑患者張口出「哈」字音，向外吐氣，則熱氣會減退或消失。

氣功醫師的糾治方法：可採用「外氣」導引患者胸背部，同時可用掌運氣點按患者大椎和膻中穴，以緩解或糾治偏差。

(七)心慌意亂的現象：練功者意念方面掌握得不正確，強行意守或入靜，及外界環境突然變化而受驚怕所造成的偏差症狀。

自我調節方法：改練適合自己的氣功功法，不練意守身體某部位，而意守艮性外界，如鮮花、噴泉、松樹等（僅意守某一種物質，不能同時意守幾種），做到是守非守。必要時，可暫停練功，待症狀完全消失後再練適用的功法。

氣功醫師的糾治方法：可採用外氣導引患者的百會至全身，以調節大腦皮層功能，改善和消除緊張心理，配合點神門穴以安神鎮靜。

(八)腿部痲木的現象：盤腿痲木，是一般初練功者最常見的症狀。初學者開始練雙盤腿，由於不適應而出現腿部及下肢痲木，甚至影響站立及行走的痛苦。

自我調節方法：患者應及時改自然盤坐法鍛鍊，防止腿痲木的現象發生。可用兩手由足至大腿進行自我按摩或拍打，使腿痲木消除。

氣功醫師的糾治方法：可採用「外氣」導引患者的下肢並點按下肢有關穴位，如足三里、風市、委中、承山等，以減輕和消除下肢肌肉緊張、麻木感。

㈨丹田鼓脹的現象：練功者自覺氣聚腹部下丹田處並有鼓脹不適感。在一吸一呼當中，丹田與之相應，向內凹進，有似深坑，向外鼓起，如吹氣球，導致平日腹部鼓脹難忍的症狀。

自我調節方法，停練意守丹田法，改練意氣相隨，以意引氣，採用正常的自然呼吸方法。同時還要採用隨呼吸運推丹田，以氣推引下行，數分鐘後即氣感下行，自覺腹脹緩解，直至消失。

氣功醫師的糾治方法：可採用運氣導引丹田處並點按足三里、湧泉穴（雙側），使之氣聚緩解或消失。

㈩熱氣團纏身偏差現象：少數患者在練功中自覺體內熱氣纏身，似同火燒。

自我調節方法為暫停練功或選擇適合自己鍛鍊的方法，不偏重追求意守「熱氣團」。調節好意守活動，不追求練功中各種傳說的感覺。

氣功醫師的糾治方法：可採用以掌內發放外氣，點按患者大椎穴，再順脊椎往下推的手法，治療數十次後熱氣團即會逐漸消失。

㈩㈠內氣上下衝竄的現象：係練功時自覺氣機上衝，由胸部從口而出，下竄腹部丹田，引起難受的偏差現象。

自我調節方法：停練該功法，選練適當功法，練盤腿姿勢的可改為一般自然端坐的姿勢，練馬步站樁功的姿勢可改為練高位自然站樁的姿勢，練周天運轉法的應改練放鬆功法，自然呼吸，即可糾正偏差。

氣功醫師的糾治方法：術者運氣用掌點按患者雙肩井穴，再點按大椎，沿脊椎向下順推，使氣機下沉。此時氣機衝竄的偏差現象可緩解或消失。

㈩昏沉思睡的現象：個別練功者，在練坐功或臥功時會不自覺地昏昏沉睡。如出現此現象，及時調整或糾正練功方法就可解決。

自我調節方法：練坐功或臥功前，不得劇烈活動；精力不充沛時不要練功；練功時間要恰當，不宜過長，改練行功或動功。

氣功醫師的糾治方法：術者運氣後，同一手指點按患者人中穴或印堂穴，同時也可用雙手中指點按患者雙側頰車穴（在顳頜關節處）或雙合谷穴等，即可糾治昏沉思睡的現象。

㈪興陽衝動的現象：有個別男性練功者練功時，由於過重意守小腹或會陰，出現陽氣過旺、引起性慾衝動、舉陽不倒，甚至在休息（或睡眠）時不練功也有此現象，需要糾治。

自我調節方法：在練功中出現興陽衝動現象時，應即改換自然坐式或意守腳心的湧泉穴，一般可予糾治。

氣功醫師的糾治方法：術者運氣後將兩大拇指點按患者雙腳心湧泉穴或分別點按患者雙

手的合谷穴發放「外氣」，即可消除興陽衝動現象。

㈣「漏氣」遺精的現象：少數男同志練功時自覺有氣從會陰部漏出，這稱為漏氣現象。此係意守會陰穴過重所致。時間久了，不練功也會感到這種「漏氣」現象，甚至經常遺精，需要糾治。

自我調節方法：練功時用雙手以意揉摸腹部丹田處和腰部的腎兪、命門穴，揉摸時有熱感為宜。自我調節一段時間後，「漏氣」遺精現象會逐漸緩解至消失。

氣功醫師的糾治方法：患者取仰臥位，術者用掌內勞宮穴發氣點按患者的關元、氣海或練坐功時，用掌點按腎兪、命門穴，使患者感到腹部及腰部有微熱即可。經數次治療後可以糾治漏氣遺精現象。

六、氣功出偏的預防

預防出偏，要注意以下幾點：

1. 患者練功時，要聯繫病情，選擇合適的氣功，要循序漸進，不要急於求成。
2. 作為練功者，要隨時向輔導老師報告自己練功中出現的各種情況，以便及時得到指導。
3. 對練功中出偏的各種異常感覺或幻覺，要似想非想，既不追求，也不懼怕，要以科學態度對待。
4. 練功時，要根據身體病情，動靜結合地鍛鍊，這既有利於防病治病，又預防出偏現象。

大展出版社有限公司　圖書目錄

地址：台北市北投區11204　致遠一路二段12巷1號
電話：(02) 8236031　8236033
郵撥：0166955～1
傳眞：(02) 8272069

•法律專欄連載•電腦編號 58

台大法學院　法律學系／策劃　法律服務社／編著

①別讓您的權利睡著了1	200元
②別讓您的權利睡著了2	200元

•秘傳占卜系列•電腦編號 14

①手相術	淺野八郎著	150元
②人相術	淺野八郎著	150元
③西洋占星術	淺野八郎著	150元
④中國神奇占卜	淺野八郎著	150元
⑤夢判斷	淺野八郎著	150元
⑥前世、來世占卜	淺野八郎著	150元
⑦法國式血型學	淺野八郎著	150元
⑧靈感、符咒學	淺野八郎著	150元
⑨紙牌占卜學	淺野八郎著	150元
⑩ＥＳＰ超能力占卜	淺野八郎著	150元
⑪猶太數的秘術	淺野八郎著	150元
⑫新心理測驗	淺野八郎著	160元

•趣味心理講座•電腦編號 15

①性格測驗１	探索男與女	淺野八郎著	140元
②性格測驗２	透視人心奧秘	淺野八郎著	140元
③性格測驗３	發現陌生的自己	淺野八郎著	140元
④性格測驗４	發現你的真面目	淺野八郎著	140元
⑤性格測驗５	讓你們吃驚	淺野八郎著	140元
⑥性格測驗６	洞穿心理盲點	淺野八郎著	140元
⑦性格測驗７	探索對方心理	淺野八郎著	140元
⑧性格測驗８	由吃認識自己	淺野八郎著	140元
⑨性格測驗９	戀愛知多少	淺野八郎著	140元

⑩性格測驗10	由裝扮瞭解人心	淺野八郎著	140元
⑪性格測驗11	敲開內心玄機	淺野八郎著	140元
⑫性格測驗12	透視你的未來	淺野八郎著	140元
⑬血型與你的一生		淺野八郎著	140元
⑭趣味推理遊戲		淺野八郎著	140元

•婦 幼 天 地•電腦編號16

①八萬人減肥成果	黃靜香譯	150元
②三分鐘減肥體操	楊鴻儒譯	150元
③窈窕淑女美髮秘訣	柯素娥譯	130元
④使妳更迷人	成　玉譯	130元
⑤女性的更年期	官舒妍編譯	160元
⑥胎內育兒法	李玉瓊編譯	150元
⑦早產兒袋鼠式護理	唐岱蘭譯	200元
⑧初次懷孕與生產	婦幼天地編譯組	180元
⑨初次育兒12個月	婦幼天地編譯組	180元
⑩斷乳食與幼兒食	婦幼天地編譯組	180元
⑪培養幼兒能力與性向	婦幼天地編譯組	180元
⑫培養幼兒創造力的玩具與遊戲	婦幼天地編譯組	180元
⑬幼兒的症狀與疾病	婦幼天地編譯組	180元
⑭腿部苗條健美法	婦幼天地編譯組	150元
⑮女性腰痛別忽視	婦幼天地編譯組	150元
⑯舒展身心體操術	李玉瓊編譯	130元
⑰三分鐘臉部體操	趙薇妮著	160元
⑱生動的笑容表情術	趙薇妮著	160元
⑲心曠神怡減肥法	川津祐介著	130元
⑳內衣使妳更美麗	陳玄茹譯	130元
㉑瑜伽美姿美容	黃靜香編著	150元
㉒高雅女性裝扮學	陳珮玲譯	180元
㉓蠶糞肌膚美顏法	坂梨秀子著	160元
㉔認識妳的身體	李玉瓊譯	160元
㉕產後恢復苗條體態	居理安•芙萊喬著	200元
㉖正確護髮美容法	山崎伊久江著	180元

•青 春 天 地•電腦編號17

①A血型與星座	柯素娥編譯	120元
②B血型與星座	柯素娥編譯	120元
③O血型與星座	柯素娥編譯	120元
④AB血型與星座	柯素娥編譯	120元

⑤青春期性教室	呂貴嵐編譯	130元
⑥事半功倍讀書法	王毅希編譯	150元
⑦難解數學破題	宋釗宜編譯	130元
⑧速算解題技巧	宋釗宜編譯	130元
⑨小論文寫作秘訣	林顯茂編譯	120元
⑪中學生野外遊戲	熊谷康編著	120元
⑫恐怖極短篇	柯素娥編譯	130元
⑬恐怖夜話	小毛驢編譯	130元
⑭恐怖幽默短篇	小毛驢編譯	120元
⑮黑色幽默短篇	小毛驢編譯	120元
⑯靈異怪談	小毛驢編譯	130元
⑰錯覺遊戲	小毛驢編譯	130元
⑱整人遊戲	小毛驢編譯	150元
⑲有趣的超常識	柯素娥編譯	130元
⑳哦！原來如此	林慶旺編譯	130元
㉑趣味競賽100種	劉名揚編譯	120元
㉒數學謎題入門	宋釗宜編譯	150元
㉓數學謎題解析	宋釗宜編譯	150元
㉔透視男女心理	林慶旺編譯	120元
㉕少女情懷的自白	李桂蘭編譯	120元
㉖由兄弟姊妹看命運	李玉瓊編譯	130元
㉗趣味的科學魔術	林慶旺編譯	150元
㉘趣味的心理實驗室	李燕玲編譯	150元
㉙愛與性心理測驗	小毛驢編譯	130元
㉚刑案推理解謎	小毛驢編譯	130元
㉛偵探常識推理	小毛驢編譯	130元
㉜偵探常識解謎	小毛驢編譯	130元
㉝偵探推理遊戲	小毛驢編譯	130元
㉞趣味的超魔術	廖玉山編著	150元
㉟趣味的珍奇發明	柯素娥編著	150元
㊱登山用具與技巧	陳瑞菊編著	150元

•健 康 天 地• 電腦編號 18

①壓力的預防與治療	柯素娥編譯	130元
②超科學氣的魔力	柯素娥編譯	130元
③尿療法治病的神奇	中尾良一著	130元
④鐵證如山的尿療法奇蹟	廖玉山譯	120元
⑤一日斷食健康法	葉慈容編譯	120元
⑥胃部強健法	陳炳崑譯	120元
⑦癌症早期檢查法	廖松濤譯	130元

⑧老人痴呆症防止法	柯素娥編譯	130元
⑨松葉汁健康飲料	陳麗芬編譯	130元
⑩揉肚臍健康法	永井秋夫著	150元
⑪過勞死、猝死的預防	卓秀貞編譯	130元
⑫高血壓治療與飲食	藤山順豐著	150元
⑬老人看護指南	柯素娥編譯	150元
⑭美容外科淺談	楊啟宏著	150元
⑮美容外科新境界	楊啟宏著	150元
⑯鹽是天然的醫生	西英司郎著	140元
⑰年輕十歲不是夢	梁瑞麟譯	200元
⑱茶料理治百病	桑野和民著	180元
⑲綠茶治病寶典	桑野和民著	150元
⑳杜仲茶養顏減肥法	西田博著	150元
㉑蜂膠驚人療效	瀨長良三郎著	150元
㉒蜂膠治百病	瀨長良三郎著	150元
㉓醫藥與生活	鄭炳全著	160元
㉔鈣長生寶典	落合敏著	180元
㉕大蒜長生寶典	木下繁太郎著	160元
㉖居家自我健康檢查	石川恭三著	160元
㉗永恒的健康人生	李秀鈴譯	200元
㉘大豆卵磷脂長生寶典	劉雪卿譯	150元
㉙芳香療法	梁艾琳譯	160元
㉚醋長生寶典	柯素娥譯	元

•實用女性學講座•電腦編號 19

①解讀女性內心世界	島田一男著	150元
②塑造成熟的女性	島田一男著	150元
③女性整體裝扮學	黃靜香編著	180元
④職業婦女禮儀	黃靜香編著	180元

•校 園 系 列•電腦編號 20

①讀書集中術	多湖輝著	150元
②應考的訣竅	多湖輝著	150元
③輕鬆讀書贏得聯考	多湖輝著	150元
④讀書記憶秘訣	多湖輝著	150元
⑤視力恢復！超速讀術	江錦雲譯	180元

・實用心理學講座・電腦編號 21

①拆穿欺騙伎倆	多湖輝著	140元
②創造好構想	多湖輝著	140元
③面對面心理術	多湖輝著	140元
④偽裝心理術	多湖輝著	140元
⑤透視人性弱點	多湖輝著	140元
⑥自我表現術	多湖輝著	150元
⑦不可思議的人性心理	多湖輝著	150元
⑧催眠術入門	多湖輝著	150元
⑨責罵部屬的藝術	多湖輝著	150元
⑩精神力	多湖輝著	150元
⑪厚黑說服術	多湖輝著	150元
⑫集中力	多湖輝著	150元
⑬構想力	多湖輝著	150元
⑭深層心理術	多湖輝著	160元
⑮深層語言術	多湖輝著	160元
⑯深層說服術	多湖輝著	180元
⑰潛在心理術	多湖輝著	160元

・超現實心理講座・電腦編號 22

①超意識覺醒法	詹蔚芬編譯	130元
②護摩秘法與人生	劉名揚編譯	130元
③秘法！超級仙術入門	陸　明譯	150元
④給地球人的訊息	柯素娥編著	150元
⑤密教的神通力	劉名揚編著	130元
⑥神秘奇妙的世界	平川陽一著	180元
⑦地球文明的超革命	吳秋嬌譯	200元
⑧力量石的秘密	吳秋嬌譯	180元

・養 生 保 健・電腦編號 23

①醫療養生氣功	黃孝寬著	250元
②中國氣功圖譜	余功保著	230元
③少林醫療氣功精粹	井玉蘭著	250元
④龍形實用氣功	吳大才等著	220元
⑤魚戲增視強身氣功	宮　嬰著	220元
⑥嚴新氣功	前新培金著	250元
⑦道家玄牝氣功	張　章著	180元

國立中央圖書館出版品預行編目資料

醫療強身氣功／黃孝寬編著,--初版
--臺北市；大展,民84
面；　公分,--（養生保健；12）
ISBN 957-557-555-5（平裝）

1. 氣功

411.12　　84010734

行政院新聞局版臺陸字第100565號核准
本書原名「氣功與強身治病」，由黃孝寬先生修訂後，授權中文繁體字版

ISBN 957-557-555-5

醫療強身氣功

編著者／黃　孝　寬
發行人／蔡　森　明
出版者／大展出版社有限公司
社　址／台北市北投區（石牌）致遠一路二段12巷1號
電　話／(02) 8236031・8236033
傳　眞／(02) 8272069
郵政劃撥／0166955－1
登記證／局版臺業字第2171號

承印者／高星企業有限公司
裝　訂／日新裝訂所
排版者／千賓電腦打字有限公司
電　話／（02）8836052
初　版／1995年（民84年）11月
定　價／250元

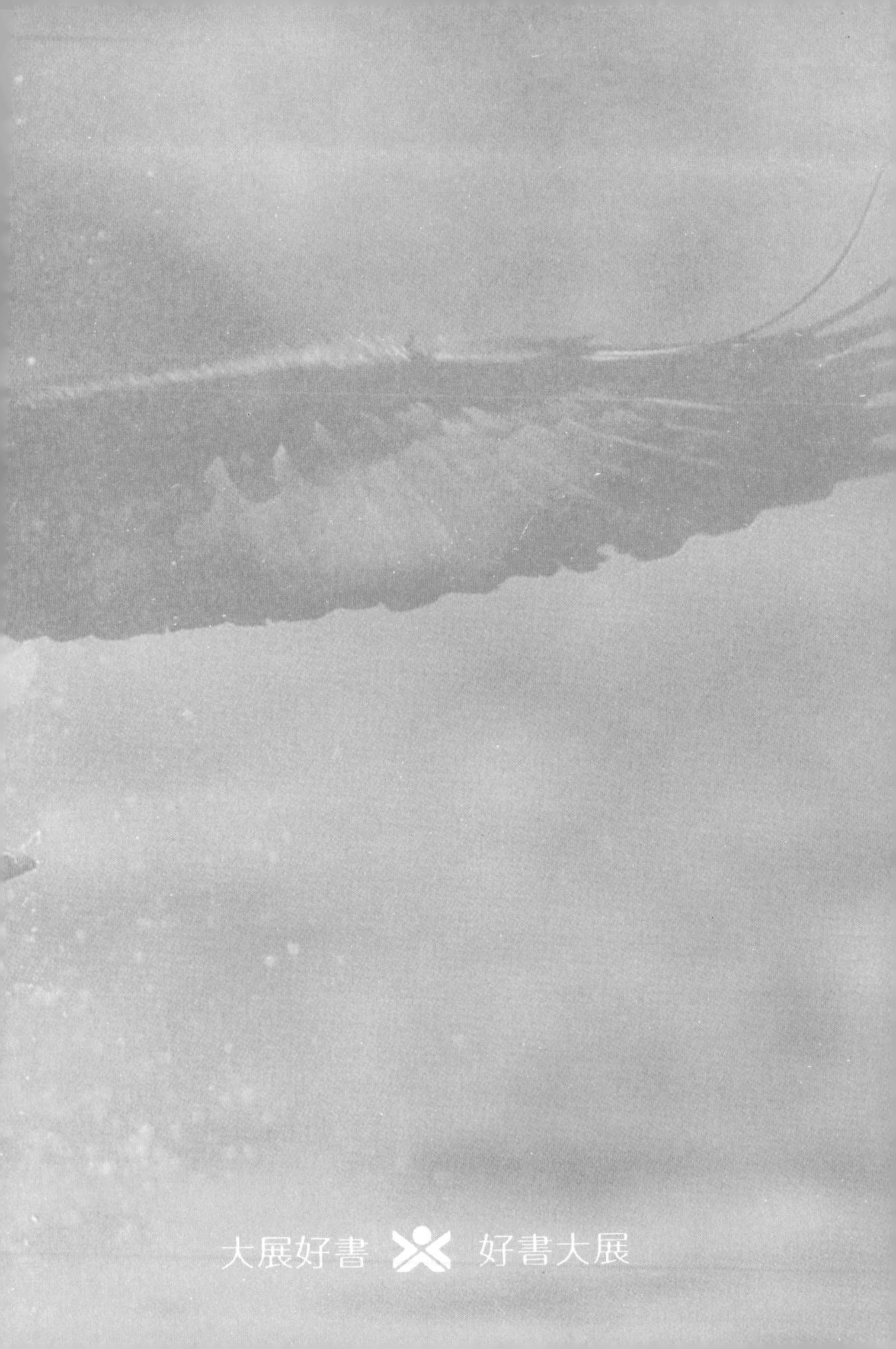
大展好書 好書大展

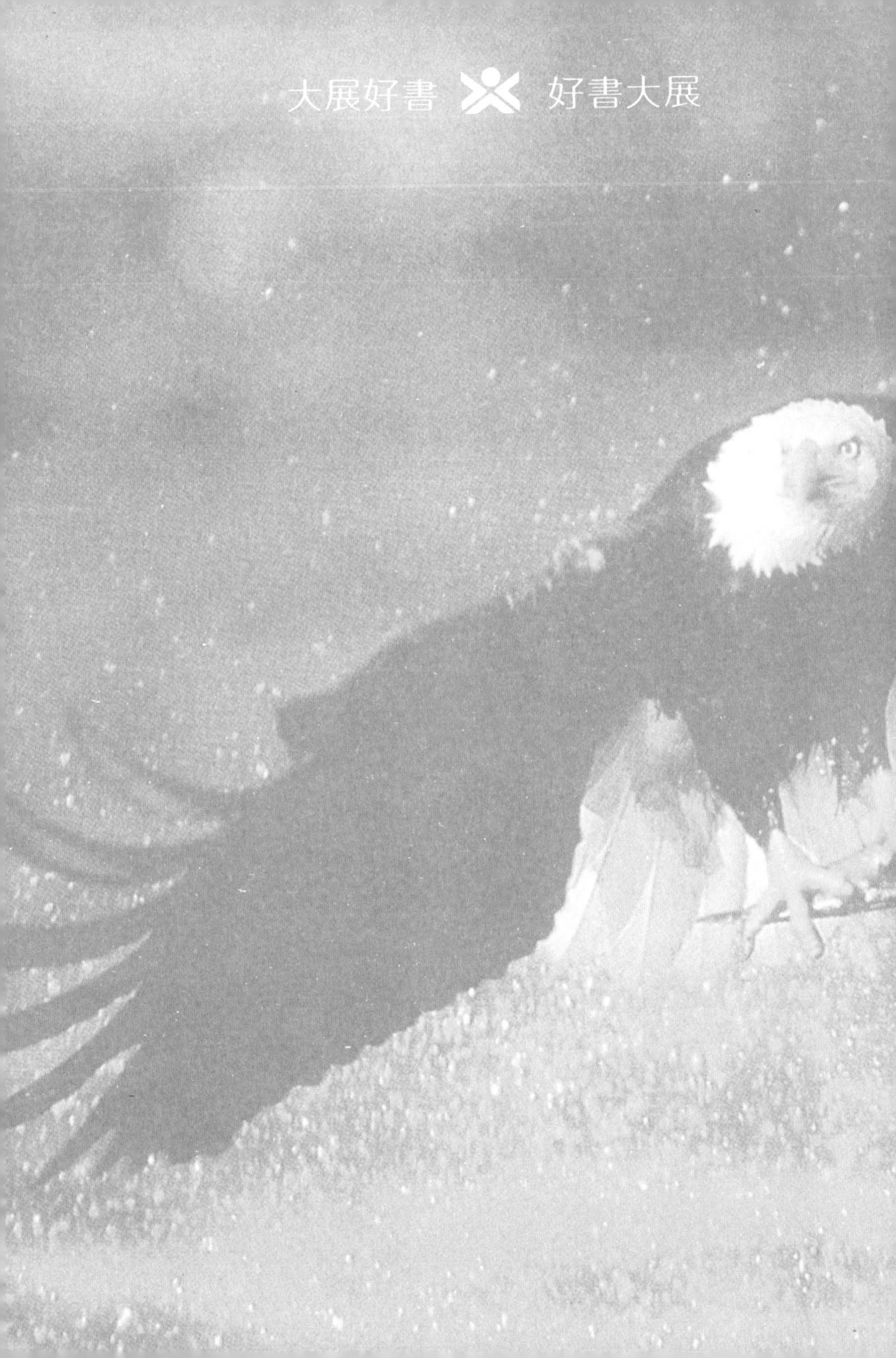
大展好書 好書大展